MAUDRICHS
NEUZEITLICHE DIÄTKÜCHE
Heft 18

DIÄT BEI ERKRANKUNGEN DER NIEREN

von

Univ.-Doz. Dr. Ernst Kriehuber
Johanna Kriehuber
ehem. Lehrdiätassistentin
Wien

1995

VERLAG WILHELM MAUDRICH/WIEN–MÜNCHEN–BERN

Umschlaggestaltung: Felix Medlitsch, Wien

Illustrationen: Doris Berndl, Wien

Filmsatz und Offsetdruck: Ferdinand Berger & Söhne Gesellschaft m. b. H.,
3580 Horn, Wiener Straße 80

ISBN 3-85175-562-6

INHALTSVERZEICHNIS

EINFÜHRUNG 7

Nierenerkrankungen und Ernährung 8

ERKRANKUNGEN DER NIEREN 11

Chronische Nierenerkrankungen 11
Chronische Niereninsuffizienz 11
Ernährung bei chronischer Niereninsuffizienz 13
Nephrotisches Syndrom 14
Ernährung bei nephrotischem Syndrom 15
Akute Nierenerkrankungen 16
Akute Glomerulonephritis 16
Ernährung bei akuter Glomerulonephritis 16
Akutes Nierenversagen 16
Behandlung mit Dialyse 17
Ernährung bei Dialysebehandlung 17

WISSENSWERTES ÜBER ERNÄHRUNG UND DIÄT 19

Eiweiß 20
Biologische Wertigkeit 20
Nahrungsmittel, deren Eiweißgehalt berechnet wird 22
Nahrungsmittel, die ohne Eiweißberechnung verzehrt werden können 25
Nahrungsmittel, die nicht bzw. nur in sehr geringen Mengen verzehrt werden sollen 25
Berechnung des Eiweißgehaltes der Diät – EWE 25
Demonstration der Eiweißberechnung an einem Tagesmenü 27
In Österreich erhältliche, eiweißarme Nahrungsmittel 28

Fett 28

Kohlenhydrate 30

Ballaststoffe 31

Energie 31
Bedarf an Energie 33
Nahrungsmittel zur Energieanreicherung 34

Natrium (Na) 34
Einschränkung der Natriumaufnahme durch die Kost 36
Besonders natriumreiche Nahrungsmittel bzw. Speisen im Repertoire des Nierenkranken 37
Möglichkeiten, kochsalzarme Nahrungsmittel zu kaufen oder selbst herzustellen 37
Flüssigkeit 38
Kalium (K) 40
Berechnung des Kaliumgehaltes der Diät – KE 40
Zubereitungsmethoden, die den Kaliumgehalt von Gemüse-, Obst- und Kartoffelspeisen vermindern 43
Demonstration der Eiweiß- und Kaliumberechnung an einem Tagesmenü 44
Kalzium (Ca), Phosphor (P) 45
Gestaltung einer möglichst kalziumreichen, phosphorarmen Diät 45
Magnesium (Mg) 46
Kurze Charakteristik von Nahrungsmitteln und ihrer Verwendbarkeit in der Nierendiätetik 48
Milch, Milchprodukte 48
Nahrungsmittelkombinationen mit Milch und Milchprodukten 49
Käse 49
Nahrungsmittelkombinationen mit Käse 50
Eier 51
Nahrungsmittelkombinationen mit Ei 51
Fette, Öle 52
Fleisch, Fleischwaren, Innereien, Geflügel, Wild 53
Nahrungsmittelkombinationen mit Fleisch 53
Fisch, Fischerzeugnisse 53
Getreide, Getreideerzeugnisse 54
Nahrungsmittelkombinationen mit Getreideerzeugnissen 54
Gemüse, Pilze 55
Kartoffel, Kartoffelprodukte 56
Nahrungsmittelkombinationen mit Kartoffeln 56
Obst, Obsterzeugnisse 57
Hülsenfrüchte, Nüsse 57
Getränke 57
Süßwaren, Süßspeisen 57
Gewürze 58
TABELLEN 59
Eiweiß-Austauschtabelle von Nahrungsmitteln mit hoher biologischer Wertigkeit sowie Mineralstoff- und Kaloriengehalt pro EWE Nahrungsmittel 59
Eiweiß-Austauschtabelle von Nahrungsmittelkombinationen mit hoher biologischer Wertigkeit sowie Mineralstoff- und Kaloriengehalt pro EWE Nahrungsmittelkombination 61

Kalium-Austauschtabelle von Nahrungsmitteln sowie Eiweiß-, Mineralstoff- und Kaloriengehalt pro KE Nahrungsmittel 64
Eiweiß-, Mineralstoff-, Kaloriengehalt von Nahrungsmitteln, die nicht in den Eiweißaustauschtabellen angeführt sind 67
Mineralstoffgehalt von Mineral- und Tafelwässern 70
Unberechnet verzehrbare Nahrungsmittel 71
Nahrungsmittel, die nicht verzehrt werden sollen 72
Nahrungsmittel, die nur in Nahrungsmittelkombinationen verzehrt werden sollen 72

TAGESKOSTPLÄNE mit den dafür benötigten Rezepten
65–70 g Gesamteiweiß 73
60–65 g Gesamteiweiß 76
50–55 g Gesamteiweiß 79
45–50 g Gesamteiweiß 82
40–45 g Gesamteiweiß, kalziumreich 85
35–40 g Gesamteiweiß 90
35–40 g Gesamteiweiß, kalziumreich 94
25–30 g Gesamteiweiß, kaliumarm 98
25–30 g Gesamteiweiß, streng kaliumarm 106
25–30 g Gesamteiweiß, kaliumarm, kalziumreich 108
20–25 g Gesamteiweiß, kaliumarm, kalziumreich 111
20–25 g Gesamteiweiß, kaliumarm 112
20–25 g Gesamteiweiß, streng kaliumarm 121
20–25 g Gesamteiweiß, kalziumreich 122
70–75 g Gesamteiweiß 124
70–75 g Gesamteiweiß, kaliumarm 127
75–80 g Gesamteiweiß, kaliumarm 130
80–85 g Gesamteiweiß 133
85–90 g Gesamteiweiß 136
85–90 g Gesamteiweiß, kaliumarm 139

GRUNDREZEPTE von Speisen, die besser in größeren Mengen zuzubereiten sind . 142

VERZEICHNIS DER REZEPTE 148

EINFÜHRUNG

Aufgabe der Niere ist vor allem

- die Ausscheidung von im Blut gelösten Stoffwechselabbauprodukten – sogenannten harnpflichtigen Substanzen – sowie
- eventuell von Giften mit dem Harn.

Harnpflichtige Substanzen sind **organische körpereigene** Abbaustoffe, vor allem Endprodukte des Eiweißstoffwechsels, wie z. B. Harnstoff, Harnsäure, Kreatin und Kreatinin oder **anorganische Bestandteile** des Körperstoffwechsels wie Kalium, Kalzium, Natrium, Magnesium und Phosphor. Ihre Anreicherung über gewisse Normwerte hinaus sind dem Körper abträglich. Sie müssen laufend über die Nieren ausgeschieden werden. Ihre Ausscheidung erfordert eine bestimmte Menge Lösungswasser – die Harnflüssigkeit.

Die Nieren erfüllen diese Ausscheidungsaufgabe durch Bereitung und Ausscheidung des Harnes in zwei großen Arbeitsvorgängen.

Bereitung des Primärharns: Etwa 150–180 l Flüssigkeit im Tag werden mit darin gelösten Salzen und einfach gebauten Zuckern durch die Wand kleinster Nierengefäße in die Nierenkanälchen ausgeschieden.

Bereitung des End- oder Sekundärharns. Rund 99% des Primärharns und ein Teil der darin gelösten Substanzen, z. B. Traubenzucker oder Kochsalz, werden über feinste Nierenkanälchen und Blut-Harngefäße rückresorbiert. Die Restflüssigkeit, etwa 1,5 l, wird mit darin gelösten harnpflichtigen Substanzen ausgeschieden.

Die Zusammensetzung des Harns ist bei gesunden Menschen in weiten Grenzen variabel. Sie paßt sich automatisch weitgehend durch Verdünnung oder Konzentrierung den jeweiligen Erfordernissen an. Die Nieren besitzen eine große Leistungsreserve. Sie vermögen bei „nierengesunden" Menschen auch einen momentanen übergroßen Anfall harnpflichtiger Substanzen, z. B. von Eiweißabbaustoffen bei überreichlichem Eiweißverzehr, oder von z. B. Kalium bei reichlichem Kartoffel-, Gemüse-, Obstverzehr ohne Schwierigkeiten auszuscheiden. Erst bei Absinken der Funktionsfähigkeit der Nieren auf unter 35% ihrer normalen Leistungsfähigkeit wird die Ausscheidungsleistung der Nieren zu gering. Es kommt zu allmählichem Anstieg harnpflichtiger Substanzen im Blut.

Die Bildung von Harn und die Ausscheidung harnpflichtiger Substanzen ist ein wesentlicher Teil der

- Regulation des Wasser- und Mineralstoffhaushaltes und
- des Säuren-Basengleichgewichtes.

NIERENERKRANKUNGEN UND ERNÄHRUNG

Nierenerkrankungen unterschiedlicher Entstehung können nach ihren Funktionseinschränkungen zwei Symptomenkomplexen zugeordnet werden:

- **Niereninsuffizienz**
mit einer Einschränkung der Ausscheidungsleistung der Nieren, hervorgerufen durch den Verlust funktionsfähigen Nierengewebes. Folgen davon sind die Verminderung der Ausscheidung harnpflichtiger Substanzen, Anreicherung des Blutes mit harnpflichtigen Substanzen über den Normwert.

- **Nephrotisches Syndrom**
mit einem übergroßen Verlust von vor allem Eiweiß, Salzen und Wasser durch zu große Durchlässigkeit der Nierengefäßmembran. Folgen davon sind eine Verminderung der Eiweiß-, Salzkonzentration im Blut, Gewebeaustrocknung.

Eine Erkrankung der Niere kann mit Hilfe einer bestimmten Diät nicht geheilt werden. Eine passende Ernährung kann ein Fortschreiten der Nierenerkrankung verhindern bzw. verzögern. Die Ernährung ist eine symptomatische Ernährung = sie orientiert sich nach der vorliegenden Funktionseinschränkung und gleicht den Leistungsausfall, so weit als möglich, aus.

Bei

- ↓ verminderter Ausscheidungsleistung (v. a. von Eiweiß, Salzen, Wasser) gilt : ↓ vermindertes Nahrungsangebot (v. a. von Eiweiß, Salzen, Wasser)

Bei

- ↑ übergroßer Ausscheidung (v. a. von Eiweiß, Salzen, Wasser) gilt : ↑ vermehrte Aufnahme von Eiweiß, Salzen, Wasser

mit der Nahrung.

Richtlinien für die erforderliche diätetische Einstellung sind klinische Gesichtspunkte wie der Allgemeinzustand, Blutdruck, eventuell vorhandene Ödeme, Austrocknung, sowie blutchemische Befunde wie Harnstoff-Stickstoff (BUN), Serumkreatinin, pH, Kalium, Natrium, Kalzium, Magnesium, Phosphor, Harnsäure im Blutplasma, Blutserum und Harn, Clearance-Werte (siehe Tab. 1).

TABELLE I: **Ausgewählte Laboratoriums-Normalwerte***)

Kalium (K)	3,5 – 5,2 mmol/l
Kalzium (Ca)	2,0 – 2,6 mmol/l
Magnesium (Mg)	0,8 – 1 mmol/l
Natrium (Na)	135,0 –148,0 mmol/l
Phosphor (P)	0,84– 1,5 mmol/l
Harnsäure	2,4 – 5,7 mg/dl
Harnstoff	20,0 – 40,0 mg/dl
Harnstoff–Stickstoff (BUN)	10 – 20 mg/dl
Kreatinin	0,5 – 1,3 mg/dl
Cholesterin	<200 mg/dl
Triglyzeride	<170 mg/dl
LDL-Cholesterin	<150 mg/dl
HDL-Cholesterin	> 65 mg/dl
Kreatinin-Clearance	160–180 ml/min

Symbole: < kleiner als, > größer als

*) Zu beachten: Die Angaben der Maßeinheiten des Laboratoriumsbefundes sind nicht einheitlich;
z. B.: Angabe für Kalzium-Normalwert:
in mmol/l : 2,0–2,6
in mg/dl : 4,5–5,5.

ERKRANKUNGEN DER NIEREN

CHRONISCHE NIERENERKRANKUNGEN

Fortschreitende Nierenerkrankungen können nach ihren Symptomen, die allein für die diätetische Therapie ausschlaggebend sind, zwei großen Symptomenkomplexen zugeordnet werden:

A) Chronische Niereninsuffizienz
B) Nephrotisches Syndrom.

A) Chronische Niereninsuffizienz

Fortschreitende Nierenerkrankungen können, wenn die Zerstörung von Nierengewebe ein bestimmtes Ausmaß erreicht hat, zu einer chronischen Niereninsuffizienz führen.

Die chronische Niereninsuffizienz zeigt:

- eine Verminderung der Ausscheidung harnpflichtiger Substanzen,
- die Zunahme harnpflichtiger Substanzen im Serum.

Zerstörtes Nierengewebe kann nicht mehr ersetzt werden. Das Fortschreiten der Erkrankung kann u. a. durch eine gute diätetische Einstellung verhindert oder verzögert werden.

Unabhängig von der Art des Grundleidens lassen sich je nach dem Grad der Nierenfunktionsstörung im Verlauf der chronischen Niereninsuffizienz verschiedene Stadien mit einem überwiegend einheitlichen klinischen Bild unterscheiden. Alle Stadien der Erkrankung gehen fließend ineinander über.

Tabelle 2 zeigt eine Stadieneinteilung der chronischen Niereninsuffizienz (nach H. Sarre).

TABELLE 2

Ausscheidungsleistung der Nieren (Glomerulusfiltrat)

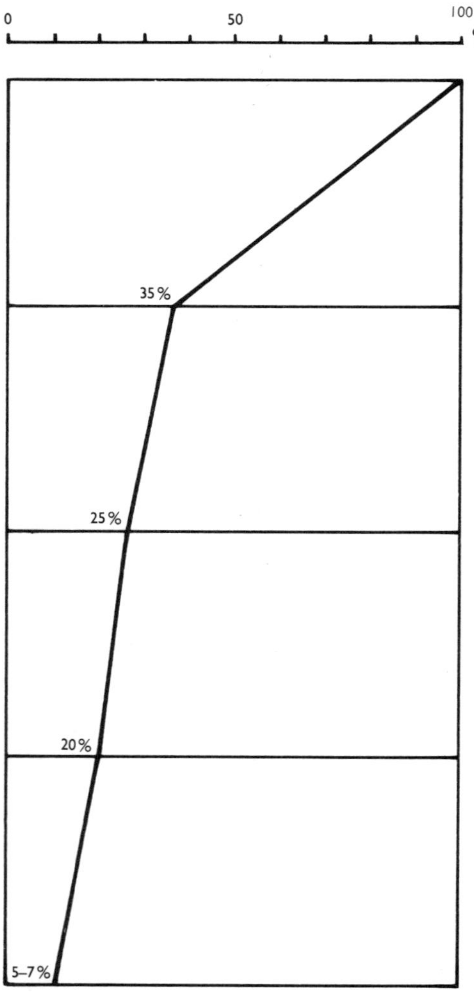

Abkürzungen:
Na = Natrium, K = Kalium, Ca = Kalzium, P = Phosphor

Stadium I
(Keine Anreicherung harnpflichtiger Substanzen)

Harnstoff	50 mg/100 ml
Serumkreatinin	1,5 mg/100 ml
Serumelektrolyte	normal
Harnmenge	normal
Klinische Symptome:	keine

Konzentrationsfähigkeit der Nieren etwas eingeschränkt.

Stadium II
(Mäßige bis ausgeprägte Anreicherung harnpflichtiger Substanzen)

Harnstoff	50–150 mg/100 ml
Serumkreatinin	1,5–6 mg/100 ml

Na: normal, erhöht oder zu gering
K: normal P: mäßig erhöht
Ca: mäßig erniedrigt Harnmenge reichlich
Keine oder mäßige klinische Symptome einer Niereninsuffizienz

Stadium III
(Fortgeschrittene Niereninsuffizienz)

Harnstoff	150–250 mg/100 ml
Serumkreatinin	6–12 mg/100 ml

Na: normal, erhöht, zu gering
K: erhöht Ca: zu gering P: erhöht

Harnmenge normal bis Harnverhalten, leichte Ermüdbarkeit, Appetitlosigkeit, Übelkeit

Stadium IV
(Urämie)

Harnstoff	250 mg/100 ml
Serumkreatinin	12 mg/100 ml

Na: normal, erhöht, zu gering
K: erhöht
Ca: zu gering
P: stark erhöht

Harnverhalten, Leistungsunfähigkeit, Benommenheit, Übelkeit, Erbrechen, Muskelkrämpfe
dialysebedürftig

Stadium I (volle Kompensation)

Bis zu einem Leistungsausfall von 65% sind die Nieren noch in der Lage, alle für sie anfallenden Aufgaben voll zu erfüllen (zu kompensieren). Der Befund einer eingeschränkten Nierenfunktion in diesem Stadium ist eher ein Zufallsbefund. Der Funktionsverlust zeigt keine Symptome, keine abweichenden Laboratoriumswerte.

Stadium II (kompensierte Retention)

Es zeigen sich erste Symptome einer Normabweichung, wie eine vermehrte Harnflut. Die Nieren versuchen, die vorhandene Konzentrationsschwäche durch übermäßige Flüssigkeitsausscheidung mit harnpflichtigen Substanzen auszugleichen. Geringfügige bis mäßige Erhöhung der Serumwerte von Harnstoff, Kreatinin, eventuell von der Norm abweichende Natriumwerte.

Für die Ernährung ist das Ausmaß der Abweichung der Serumwerte von Harnstoff, Kreatinin, Natrium, Kalium, Kalzium und Phosphat sowie die ausgeschiedene Flüssigkeitsmenge von richtunggebender Bedeutung (Tab. 3).

Subjektive Beschwerdefreiheit und volle körperliche Leistungsfähigkeit können u. a. mit passender Ernährung über lange Zeit erreicht werden. Auftretende Probleme können sein: Eine Erhöhung des Blutdrucks, Harnwegsinfekte, Störungen des Säure-Basenhaushaltes, renale Osteopathie.

Stadium III (dekompensierte Retention)

Mit Hilfe von Medikation und Diät wird ein labiles Gleichgewicht mit einer jederzeit möglichen Entgleisung der Nierenfunktion aufrecht erhalten. Es zeigen sich deutliche klinische Zeichen einer Niereninsuffizienz wie ein weiterer Anstieg aller harnpflichtigen Substanzen, eine Verminderung der Harnflut bis Harnverhalten. Angezeigt ist das Einhalten einer optimalen Diät (individuell angepaßt) mit häufigen Kontrollen sowie die Überlegung eines allfälligen Therapieverfahrens bei Entgleisung wie eine Dialyse oder eine Transplantation.

Probleme dabei sind ein nicht mehr beherrschbarer Bluthochdruck sowie eine ansteigende Hyperkaliämie.

Stadium IV (Urämie)

Bei Kreatininwerten von über 12 mg/100 ml wird in der Regel eine Dialysebehandlung oder eine Nierentransplantation durchgeführt. In diesem Stadium beträgt die Ausscheidungsleistung der Niere (bezogen auf das Glomerulusfiltrat) nur mehr 5–7% der Norm.

Ernährung bei chronischer Niereninsuffizienz

Symptomatische Ernährung, angepaßt an die jeweilige Nierenfunktion. Leitsymptome sind die Höhe von Harnstoff und Kreatinin im Serum.

Basis der Ernährung ist eine ausreichende Versorgung des Patienten mit Energie (Kalorien). Leicht kontrollierbar ist eine ausreichende Energieversorgung über das Verhalten des Körpergewichtes (Seite 33).

TABELLE 3: **Ernährungsschema bei chronischer Niereninsuffizienz**

Stadium		Richtwerte (mg/100 ml)	empfohlene Eiweißaufnahme g/kg KG	bei 70 kg KG	Mineralstoffaufnahme nach blutchem. Befund (bzw. Höhe des Blutdrucks) Na*	K (mmol)	Ca	P	Flüssigkeitsaufnahme (ml)
I	H SKr	50 1,5	0,8–1	55–70	in normalen Mengen				normal
II	H SKr	50–100 4	0,8 biologisch hochwertig	55	↓↑	normal od. 60	↑	↓	reichlich
II	H SKr	100–150 4–6	0,6 biologisch hochwertig	30–40	↓	60– 40	↑	↓	1500–1000 od. nach Bilanz
III	H SKr	150–250 6–12	0,4 biologisch hochwertig	25–30	↓	40	↑	↓	1000 oder nach Bilanz
IV	H SKr	250 12	0,4 biologisch hochwertig	25	↓	20 dialysepflichtig	↑	↓↓	nach Bilanz

Abkürzungen, Symbole: H = Harnstoff, SKr = Serumkreatinin, KG = Körpergewicht, ↓ = Aufnahme senken, ↑ = Aufnahme erhöhen

*) Richtwert für die Natriumaufnahme: Höhe des Blutdrucks

B) Nephrotisches Syndrom

Das nephrotische Syndrom kann als Symptomenkomplex bei oder nach verschiedenen Nierenerkrankungen, vor allem bei oder nach entzündlichen oder degenerativen Nierenerkrankungen auftreten. Es besteht vor allem eine vermehrte Durchlässigkeit der Basalmembran der Glomeruli, vor allem für Eiweiß.

Zeichen für das Vorliegen eines nephrotischen Syndroms sind:

- eine vermehrte Eiweißausscheidung mit dem Harn,
- ein Absinken der Bluteiweißwerte unter die Norm,
- ein Absinken spezieller Bluteiweißwerte unter die Norm,
- eine Störung des Fettstoffwechsels, vor allem eine Erhöhung der Serumcholesterinwerte, später der Triglyzeride,
- eine eventuelle bis massive Ödembildung.

Ernährung bei nephrotischem Syndrom

Es wird eine auf die Symptome abgestimmte Diät, die sich nach dem klinischen Verlauf richtet, verabreicht. Leitsymptom für die diätetische Einstellung ist der Eiweißverlust mit dem Harn. Angestrebt wird eine ausgeglichene bis positive Stickstoffbilanz d. h. die Eiweißaufnahme soll den Eiweißverlust ausgleichen.

TABELLE 4: **Ernährungsschema bei nephrotischem Syndrom**

Symptome	Diät
Eiweißverlust mit dem Harn Abnahme der Bluteiweißkörper Abnahme bestimmter Bluteiweißkörper	*eiweißreiche Kost* entweder: 0,8 g Eiweiß pro kg KG + die Menge Eiweiß, die mit dem Harn verloren geht oder: eiweißreiche Kost mit 1,3 g bis 2 g Eiweiß pro kg KG
Ödeme	flüssigkeitsarm natriumarm*) (3 g Kochsalz/Tag)
Hypercholesterinämie	cholesterinarm < 300 mg Cholesterin/Tag
Hypertriglyzeridämie	fettmodifiziert arm an aufgeschlossenen Kohlenhydraten (Zucker, Marmelade, Honig, Süßigkeiten)

*) Die Ausschwemmung von Ödemen beginnt mit der Einschränkung der Kochsalzzufuhr.

AKUTE NIERENERKRANKUNGEN

Akute Glomerulonephritis

Die akute Glomerulonephritis ist zumeist eine Folgeerkrankung einer Infektionserkrankung (Angina, Tonsillitis).

Zeichen für das Vorliegen einer akuten Glomerulonephritis sind:

- Erhöhter Blutdruck,
- Eiweiß-, Blutausscheidung mit dem Harn,
- Auftreten von Ödemen, vor allem im Gesicht (Augenlider).

Schwere Erkrankungen zeigen eine verminderte Harnproduktion (≦ bis 400 cm^3/Tag) *) oder Harnverhalten (≦ 100 cm^3/Tag) *).

Ernährung bei akuter Glomerulonephritis

Symptomatische Ernährung. Die diätetische Einstellung richtet sich nach den klinischen Symptomen und den Laboratoriumswerten.

TABELLE 5: **Ernährungsschema bei akuter Glomerulonephritis**

Symptome	Diät
erhöhter Blutdruck Ödeme Harnverhalten	natriumarm (50 mmol Na/Tag) flüssigkeitsarm ≦ 1500 ml oder nach Flüssigkeitsbilanz (s. Seite 39)
Anstieg harnpflichtiger Substanzen: Harnstoff, Serumkreatinin, Blut im Harn	Eiweißeinschränkung auf 0,6–0,4 g pro kg KG, das entspricht etwa 40–25 g biologisch hochwertigem Eiweiß

Akutes Nierenversagen

Innerhalb von Stunden oder wenigen Tagen kommt es zu weitgehendem Versagen der Arbeit der Nieren mit
verminderter Harnproduktion (≦ 400 cm^3/Tag) *) oder
Harnverhalten (≦ 100 cm^3/Tag) *),
dem Anstieg harnpflichtiger Substanzen im Serum (Serumkreatinin, Harnstoff).

Ursachen können sein: Schock, Vergiftung, eine allergische Reaktion, eine Folgeerscheinung einer anderen Erkrankung.

Behandlung: vorübergehende Dialysebehandlung, künstliche Ernährung, parenterale Infusionsbehandlung.

Bei normalem Verlauf kommt es nach etwa 14 Tagen allmählich wieder zu einer Harnausscheidung.

---

*) ≦ kleiner oder gleich.

Behandlung mit Dialyse

Dialyse = Blutwäsche = die Entfernung von harnpflichtigen Substanzen (oder von Giften) aus dem Blut, bei ausgedehntem Versagen der Nierenfunktion mit Hilfe von apparativen Maßnahmen. Gleichzeitig mit der Entfernung harnpflichtiger Substanzen werden bei der Dialysebehandlung aber auch wertvolle Eiweißkörper und andere wichtige Nahrungsbestandteile wie z. B. Vitamine oder Eisen ausgewaschen.

Ernährung bei Dialysebehandlung

- Der Dialysepflichtige muß mit Hilfe einer individuell passenden Ernährung in einem möglichst guten Ernährungszustand bleiben.
- Die diätetische Einstellung richtet sich individuell nach den blutchemischen und klinischen Werten.
- Verlorengegangene, wertvolle Nahrungsbestandteile (z. B. Aminosäuren) sollen durch die passende Ernährung ersetzt werden.
- Nahrungsbestandteile, welche die Dialysebehandlung in ihrer Wirksamkeit herabsetzen und häufige Dialysen notwendig machen würden (Wasser, Kalium), sollen nur in eingeschränkter Menge konsumiert werden.

Die Basis der Ernährung bei Dialysebehandlung ist eine **ausreichende Versorgung mit Energie** (s. Seite 31).

TABELLE 6: **Ernährungsschema bei Dialysebehandlung**

Eiweiß	Natrium	Kalium	Kalzium	Phosphor	Flüssigkeit
1–1,2 g pro kg KG	nach Bedarf	nach Bedarf	erhöhen	senken	nach Bilanz
⅔ der tägl. Eiweißmenge als biologisch hochwertiges Eiweiß	zumeist 50 mmol/Tag	zumeist 50 mmol/Tag			

Eiweiß

Bei der Dialyse wird eine nicht unbeträchtliche Eiweißmenge – es sind vor allem essentielle Aminosäuren – ausgewaschen. Die Eiweißaufnahme zwischen den Dialysen soll so bemessen sein, daß verloren gegangenes Eiweiß gut ersetzt wird. Ein Zuviel an Eiweiß aber macht häufigere Dialysen notwendig.

Als günstigste Eiweißmenge an den dialysefreien Tagen wird eine Aufnahme von 1–1,3 g Eiweiß/kg KG/Tag empfohlen. Mindestens ⅔ der täglich konsumierten Eiweißmenge soll biologisch hochwertiges bzw. aufgewertetes Eiweiß sein (s. Seite 20).

Natrium

Das Einhalten einer natriumarmen Diät (50 mmol Natrium/Tag, das entspricht etwa 3 g Kochsalz) wird empfohlen.
Größere Natriummengen erhöhen den Durst. Erhöhter Natrium- und Wasserbestand im Organismus mit unzureichender Ausscheidung im dialysefreien Intervall führen zu *erhöhtem Blutdruck, zu Ödemen.* Beide Folgezustände können eine akute Bedrohung darstellen.

Kalium

Eine Einschränkung der Kaliumaufnahme ist nicht selten ein lebenswichtiges Erfordernis (zumeist auf 50 mmol/Tag). Hohe Blut-Kaliumkonzentrationen durch hohen Kartoffel-, Gemüse-, Obstverzehr können lebensbedrohende Störungen in der Herzschlagfolge bewirken.

Phosphor

Eine möglichst geringe Phosphoraufnahme wird empfohlen (s. Seite 45).

Kalzium

Bei Dauerdialysebehandlung ist wegen einer verminderten Aufnahme von Kalzium wegen einer Störung des Kalziumstoffwechsels eine hohe Kalziumzufuhr mit der Nahrung erwünscht (s. Seite 45).

Flüssigkeit

Die Aufnahme von Flüssigkeit soll etwas eingeschränkt werden.

Faustregel für die Flüssigkeitsaufnahme:
Tägliche Harnausscheidung + 800 ml Flüssigkeit = tägliche Flüssigkeitsmenge.

1–2 kg Gewichtszunahme in den dialysefreien Intervallen (durch Wassereinlagerung) sollen nicht überschritten werden. Wassereinlagerungen dieses Ausmaßes können bei den Dialysen im allgemeinen ohne Probleme abfiltriert werden.

WISSENSWERTES ÜBER ERNÄHRUNG UND DIÄT

Die vielen Speisen, die wir verzehren, sind aus wenigen energieliefernden Nährstoffen aufgebaut:

Eiweiß, Fett und **Kohlenhydraten.**
Außerdem finden wir in der Nahrung noch für uns unverdauliche Stoffe, sogenannte
Ballaststoffe, dann
Mineralsalze, Vitamine
und **Wasser** (eventuell Alkohol).

Mit der Nahrung decken wir unseren Bedarf an

- **Energie** (hauptsächlich durch Kohlenhydrate und Fett, eventuell durch Eiweiß),
- **Aufbausubstanz** (hauptsächlich Eiweiß),
- **Flüssigkeit** und
- **Wirkstoffen** (Vitamine, Mineralstoffe),

die Stoffwechselfunktionen und Stoffwechselvorgänge erst ermöglichen.

Der Bedarf an Nähr- und Wirkstoffen für den Menschen kann als ungefährer Richtwert errechnet werden.

Wir besitzen Richtwerte für eine **optimale Bedarfsdeckung** an Nähr- und Wirkstoffen (unter Berücksichtigung bestimmter Voraussetzungen und bestimmter Bedingungen). Diese Richtwerte beinhalten einen gewissen Reservepolster an lebensnotwendigen Nähr- und Wirkstoffen für einen plötzlichen übergroßen Bedarf.

Und wir besitzen Richtwerte für den Minimalbedarf an Nähr- und Wirkstoffen, die Leben und eine Aufrechterhaltung von Funktionsvorgängen gerade noch ermöglichen. Unterschreiten der Minimalaufnahme über längere Zeit führt unweigerlich zu Ausfalls- oder Mangelerscheinungen. Eine Bedarfsdeckung, die die optimalen Richtwerte über längere Zeit überschreitet, vor allem bei energieliefernden Nährstoffen, führt voraussichtlich zu Entgleisung von Funktionsabläufen wie z. B. zu Fettstoffwechselstörungen, zu Kohlenhydratstoffwechselstörungen (Zuckerkrankheit), zu Übergewicht.

Einen Überblick über die empfehlenswerte Höhe der täglichen Nähr- und Wirkstoffzufuhr gibt Tabelle 7.

TABELLE 7: **Empfehlenswerte Höhe der täglischen Nähr- und Wirkstoffzufuhr**
(bezogen auf einen erwachsenen Menschen, 70 kg Körpergewicht, mäßige körperliche Leistung)

Eiweiß*)	55–70 g	Natrium**)	2 g (85 mmol)
Gesamtfett	75 g	Kalium	3–4 g (75–100 mmol)
Kohlenhydrate	265 g	Kalzium	800 mg
Ballaststoffe	20–30 g	Phosphor	800 mg
		Magnesium	300–350 mg

*) Der Eiweißverzehr = der Verzehr von reichlich Fleisch, Wurst, Käse, Fisch und Eiern (und damit der Verzehr von reichlich Nahrungsmittelfett) ist in „Wohlstandsländern" im allgemeinen zu hoch. Er liegt über dem optimalen Bedarf.
**) Der Mindestbedarf liegt bei 0,5 g Natrium pro Tag. 2 g Natrium pro Tag (entspricht etwa 5 g Kochsalz) sind unter den bei uns üblichen Lebensbedingungen ausreichend. Von einer Aufnahme von mehr als 4 g Natrium im Tag (= 10 g Kochsalz) wird abgeraten.

Eiweiß

Eiweiß benötigen wir vor allem als Aufbaustoffe im wachsenden und im erwachsenen Organismus (zum Zellaufbau und zur Zellerneuerung). Erst wenn die Versorgung des Körpers durch andere energieliefernde Nährstoffe zu gering ist (durch Fette und Kohlenhydrate), wird Eiweiß in erster Linie zur Energielieferung herangezogen. Eiweiß geht dann dem Körper als Aufbausubstanz verloren.

Ein gesunder erwachsener Organismus braucht zu seiner bestmöglichen Versorgung 0,8–1 g Eiweiß pro kg Körpergewicht (KG) und Tag bei **ausreichender Energieaufnahme** und bei Verzehr von bei uns üblicher gemischter Kost. Das entspricht bei 70 kg Körpergewicht einem Eiweißbedarf von 55–70 g im Tag.

Biologische Wertigkeit

Die Eiweißkörper der verschiedenen Nahrungsmittel sind artspezifisch aus einzelnen Aminosäuren aufgebaut. Die Eiweißkörper der Nahrung werden im Verdauungsprozeß bis zu den Aminosäuren abgebaut und dann wieder zu arteigenen (menschlichen) Eiweißkörpern aufgebaut. Zum Aufbau von körpereigenem Eiweiß müssen wir mit der Nahrung 8 (10) Aminosäuren aufnehmen, die wir nicht selbst herstellen können, sogenannte essentielle Aminosäuren. Der Gehalt eines Nahrungseiweißkörpers an essentiellen Aminosäuren bestimmt dessen Wert für die menschliche Ernährung.

Der Wert, den verschiedene Nahrungseiweißkörper für den Menschen haben, wird als **biologische Wertigkeit** ausgedrückt.

Biologische Wertigkeit = Nahrungseiweißkörper sind biologisch umso höherwertiger, je weniger von ihnen gebraucht wird, um menschliche Eiweißkörper aufzubauen. Anders ausgedrückt: Je ähnlicher ein Nahrungseiweißkörper in Zusammensetzung und Menge an essentiellen Aminosäuren den menschlichen Eiweißkörpern ist, desto geringer ist der Bedarf an Nahrungseiweiß dieser Art, desto höher ist die biologische Wertigkeit des betreffenden Nahrungseiweißkörpers. **Eiereiweiß** wurde als Nahrungseiweißkörper mit dem für den Menschen höchsten biologischen Wert mit der **biologischen Wertigkeit** von 100 ausgezeichnet. Andere Nahrungseiweißkörper wurden nach ihrem Wert für die menschliche Ernährung an Eiereiweiß gemessen und eingestuft.

Einen Überblick über die biologische Wertigkeit (BW) von Nahrungseiweißkörpern sowie die Menge davon, die notwendig ist, um den Minimalbedarf (MB) pro Tag zu decken sowie über den Eiweißminimalbedarf, umgelegt auf die Menge des betreffenden Nahrungsmittels (NM), gibt die Tabelle 8.

TABELLE 8: **Biologische Wertigkeit von Nahrungseiweiß (BW)**
Minimalbedarf an verschiedenem Nahrungseiweiß pro Tag (MB), Nahrungsmittelmenge in Gramm, die diese Eiweißmenge liefert (NM)

Eiweiß	BW	MB (70 kg KG) g	NM
Ei	100	30	4½ große Eier
Kartoffeln	98	30,6	1500 g Kartoffeln
Rindfleisch	91	32	160 g mageres Rindfleisch
Milch	88	34	1 l Vollmilch
Fisch	87	34,5	200 g Fisch
Sojabohnen	86	34,8	95 g Sojabohnen, trocken
Käse	84	35,8	150 g Hartkäse
Roggen	83–73	36–41	500–600 g Roggenvollkornmehl
Reis	81	37	530 g Reis, roh
Bohnen	73	41	180 g Bohnen
Mais	76–72	40–41	450 g Mais

(Nach Kofranyi/Jekat)

TABELLE 9: **Biologische Wertigkeit der Eiweißkörper von Nahrungsmittelgemischen (BW)**
Minimalbedarf an verschiedenem Nahrungseiweiß pro Tag (MB), Nahrungsmittelmengen in Gramm, die diese Eiweißmenge liefern (NM)

Nahrungsmittel-kombinationen	BW	MB (70 kg KG) g	NM	
Vollei + Kartoffeln	136	22	20 g Vollei	+ 225 g Kartoffeln
Vollei + Milch	122	24,5	38 g Vollei	+ 60 g Vollmilch
Vollei + Weizen	118	25,5	36 g Vollei	+ 22 g Weizenvollkorn
Vollei + Mais	114	26,3	48 g Vollei	+ 10 g Mais
Weizen + Milch	110	27,3	16 g Weizen	+ 160 g Milch
Vollei + Bohnen	108	27,7	20 g Vollei	+ 20 g Bohnen
Vollei + Reis	106	28,2	32 g Vollei	+ 40 g Reis
Roggen + Milch	100	30	42 g Roggen	+ 125 g Milch
Rindfleisch + Gelatine	98	30,6	30 g Rindfleisch	+ 15 g Trockengelatine
Milch + Kartoffeln	92	31,7	105 g Milch	+ 175 g Kartoffeln

(Nach Kofranyi/Jekat)

Die biologische Wertigkeit von Nahrungsmitteln, die in einem bestimmten Mengenverhältnis zu gleicher Zeit verzehrt werden (Nahrungsmittelkombinationen), ist in vielen Fällen höher als die biologische Wertigkeit von Eiern oder von einem anderen Nahrungsmittel. Manche Aminosäuremuster von Nahrungseiweißkörpern ergänzen sich in einem bestimmten Mengenverhältnis hervorragend, sie werten sich gegenseitig auf (Kofranyi/Jekat).

Die höchste biologische Wertigkeit hat die Nahrungsmittelkombination von Kartoffeln mit Ei im Mischungsverhältnis von 36% Vollei-Eiweiß : 64% Kartoffel-Eiweiß (= 36 g Vollei, gleichzeitig verzehrt mit 225 g Kartoffeln: biologische Wertigkeit = 136). Auf dieser Grundlage wurde die Kartoffel-Ei-Diät für Nierenkranke erarbeitet (Kluthe/Quirin).

Einen Überblick über die biologische Wertigkeit von Nahrungsmittelkombinationen (BW), der Eiweißmenge pro Tag, die notwendig ist, um den Minimalbedarf zu decken (MB), bei 70 kg Körpergewicht sowie den Eiweißminimalbedarf, umgelegt auf die Menge an Nahrungsmitteln, die den Minimalbedarf decken (NM) gibt die Tabelle 9.

Nahrungsmittelkombinationen, deren Eiweißkörper sich gegenseitig aufwerten sollen, müssen **gleichzeitig verzehrt** werden.

Bei Nierenerkrankungen mit einem Anstieg stickstoffhältiger Endprodukte des Eiweißstoffwechsels im Blut (Niereninsuffizienz) wird die tägliche Eiweißaufnahme der Leistungsfähigkeit der Niere angepaßt – eingeschränkt. (Seite 14, Tab. 3). Um möglichst großen Nutzen aus der noch bewältigbaren geringeren täglichen Eiweißmenge zu ziehen, werden weitgehend Nahrungsmittel oder Nahrungsmittelkombinationen mit hoher biologischer Wertigkeit herangezogen. Nahrungsmittel mit hoher biologischer Wertigkeit liefern mehr Körperaufbausubstanz, weniger harnpflichtige Stoffe als dieselbe Eiweißmenge von Nahrungseiweißkörpern mit geringer biologischer Wertigkeit.

Bei Verlust von großen Eiweißmengen mit dem Harn (nephrotisches Syndrom) oder bei Dialysebehandlung (drohende Eiweißverarmung des Blutes) sollen mindestens ⅔ der täglichen Eiweißmenge durch Eiweißkörper mit hoher biologischer Wertigkeit gedeckt werden.

Abbildung 1 (Seite 23) gibt einen Überblick über die empfohlene Eiweißaufnahme bei Anstieg von Harnstoff und Kreatinin im Blut.
Abbildung 2 (Seite 24) gibt einen Überblick über die empfohlene Eiweißaufnahme bei verschieden großen Eiweißverlusten mit dem Harn.

Nahrungsmittel, deren Eiweißgehalt berechnet wird

Das sind:

- Nahrungsmittel, die **größere Mengen biologisch hochwertiges Eiweiß** enthalten:
  Eier,
  Fleisch, Geflügel, Wild, Wurstwaren, Fleischwaren, Innereien
  Milch, Milchprodukte, Käse
  Fisch, Fischwaren, sonstige Kaltblüter (Hummer, Krebse, Muscheln).

Abb. I: Empfohlene Eiweißaufnahme bei Erhöhung von Harnstoff und Kreatinin im Blut

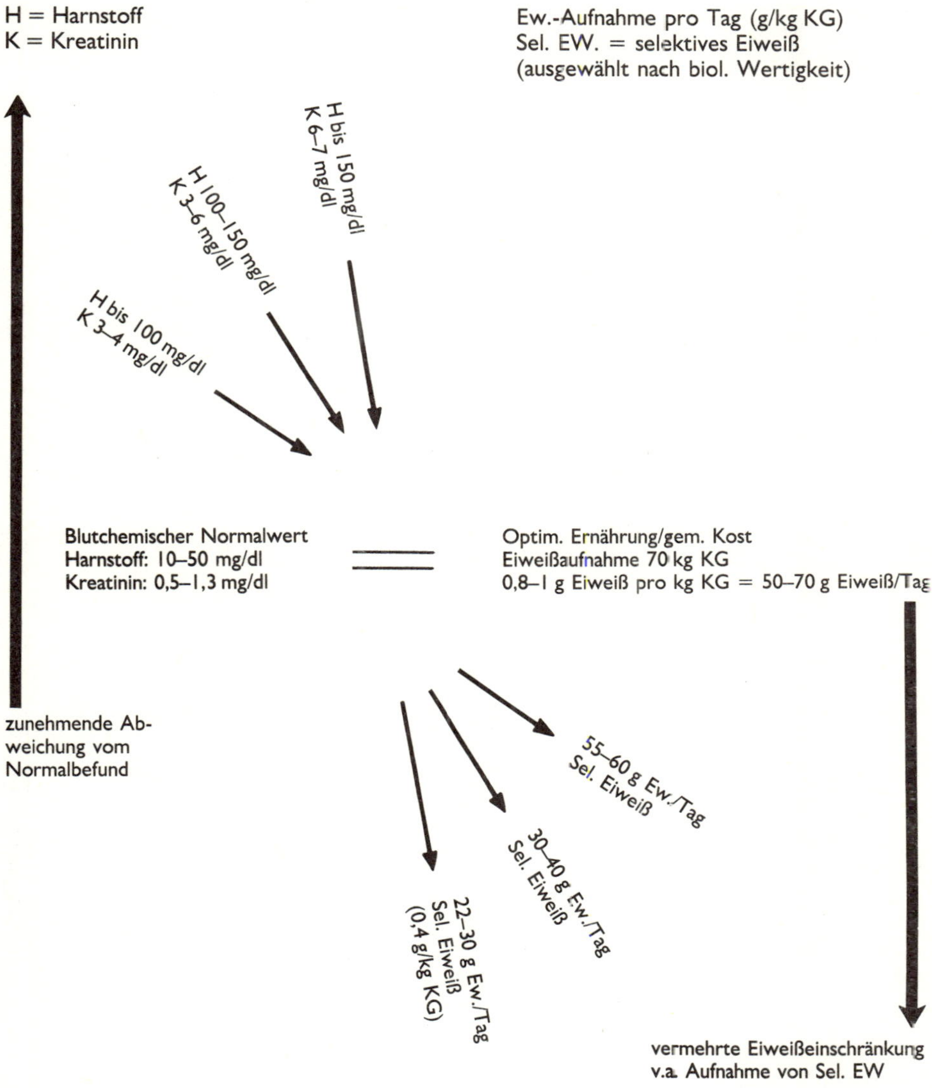

- Nahrungsmittel in Nahrungsmittelkombinationen (s. Seite 61), die sich gegenseitig aufwerten und somit hochwertiges Eiweiß liefern. Mengenverhältnis beachten.
  Das sind:
  Vollei + Kartoffeln,
  Vollei + Milch,
  Vollei + Weizen,
  Vollei + Mais,
  Weizen + Milch,
  Vollei + Bohnen,
  Vollei + Reis,
  Roggen + Milch,
  Milch + Kartoffeln,
  Rindfleisch + Gelatine.

Abb. 2: Eiweißaufnahme bei Eiweißverlusten mit dem Harn

GEw./Serum = Gesamteiweiß/Serum
Ew/H = Eiweiß im Harn
Eiweißaufnahme pro Tag (g /kg KG)
Sel. Ew. = selektives Eiweiß
(nach biol. Wertigkeit ausgewählt)

GEw./Serum stark vermindert
Hypo-Dysproteinämie
großer Ew.-Verlust/Harn
(bis 50 g/Tag)
Ödeme

→

1,5–2 g Ew./kg KG
= 90–120 g Ew./Tag
Sel. Eiweiß
natriumarm
Flüssigkeit nach Bilanz

GEw./Serum vermindert
mäßig Ew. Harn, 10–20 g/Tag
Ödeme

→

Eiweiß nach Bilanz
(= 60 g + Ew.-Verlust/Harn)
Sel. Eiweiß
natriumarm
Flüssigkeit nach Bilanz

↑ zunehmender Eiweißverlust/Harn
Eiweißverarmung/Serum

↑ vermehrte Eiweißaufnahme
v.a. von Sel. Ew.

optimale Eiweißaufnahme
0,8–1 g/kg KG
bei 60 kg KG 50–60 g Ew./Tag

→

normales Gesamteiweiß/Serum
etwas Eiweiß im Harn
(3–5 g Ew./Tag)

Nahrungsmittel, die ohne Eiweißberechnung verzehrt werden können

Das sind:

- Nahrungsmittel, die in üblicher Portionsgröße verzehrt, nur geringe Mengen Eiweiß liefern:
  Gemüse, Gemüseprodukte, Pilze, Kartoffeln, Gemüsesäfte (etwa 2 Portionen zu je 150–200 g am Tag),
  Obst, Obstsäfte, Obstprodukte (etwa 2 Portionen zu je 150–200 g am Tag),
  klare Fleischbrühe (etwa 200 g am Tag),
- Nahrungsmittel, die nur ganz geringe Mengen oder kein Eiweiß enthalten. Sie können in beliebiger Menge verzehrt werden:
  Fette, Öle,
  Stärkemehle,
  Zucker, Honig, Marmelade, Zuckerln, Kaugummi (keine Milchkaramellen),
  alkoholfreie Getränke,
  (alkoholische Getränke),
  eiweißarme Nahrungsmittel, die speziell für eine Ernährung bei chronischen Nierenerkrankungen hergestellt wurden (s. Seite 28).

Nahrungsmittel, die nicht bzw. nur in sehr geringen Mengen verzehrt werden sollen

- Nahrungsmittel, die größere Mengen nicht hochwertiges Eiweiß liefern (Ausnahme: ihre Verwendung im Rahmen von Nahrungsmittelkombinationen).
  Das sind:
  Getreide (Weizen, Roggen, Hafer, Dinkel, Gerste, Buchweizen, Hirse, Mais, Reis),
  Getreideerzeugnisse wie Mehl, Backwaren, Brot, Teigwaren, Flocken,
  Hülsenfrüchte (Erbsen, Linsen, Bohnen, Sojabohnen),
  Samen (Erdnuß, Kastanien, Kokosnuß, Mandeln, Mohn, Sesam, Sonnenblumenkerne, Leinsamen),
  Nüsse (Hasel-, Para-, Walnuß, Pinien, Pistazien),
  Marzipan, Nougat, Schokolade.

Berechnung des Eiweißgehaltes der Diät – EWE

Die einfachste Methode zur Eiweißberechnung ist die Eiweißberechnung mit Hilfe der Eiweißeinheit: EWE (wie für den Diabetiker die einfachste Methode der Kohlenhydratberechnung die Verwendung der Broteinheit [BE] ist).

1 Eiweißeinheit – EWE ist:

- die Menge eines Nahrungsmittels, die 7 g biologisch hochwertiges Eiweiß enthält bzw. sind
- die Mengen zweier miteinander kombinierter Nahrungsmittel im günstigen Kombinationsverhältnis, die 7 g biologisch aufgewertetes Eiweiß liefern (s. Seite 61).

Grundlage für 1 Eiweißeinheit ist der Eiweißgehalt eines großen Hühnereies (Gewichtsklasse II, Mindestgewicht 61 g). Die Menge von 7 g Eiweiß pro EWE hat sich als handliche Größe bei der Speisenzubereitung erwiesen.

Alle Nahrungsmittel, die zur Ernährung herangezogen werden können und die nach ihrem Eiweißgehalt berechnet werden, sind in der Tabelle 11 in den Mengen, die 1 EWE entsprechen, angegeben (mit ihrem Gehalt an Natrium, Kalium, Kalzium, Phosphor und Energie pro EWE).

Alle Nahrungsmittelkombinationen, die sich gegenseitig aufwerten, sind in den günstigsten Kombinationsmengen, die 1 EWE liefern, in Tabelle 12 angegeben (mit ihrem Gehalt an Natrium, Kalium, Kalzium, Phosphor und Energie pro EWE).

Die individuell günstigste Menge an Eiweiß, die täglich verzehrt werden soll, wird vom Arzt nach der Funktionsfähigkeit der Niere festgelegt. Sie soll weder wesentlich überschritten, noch wesentlich unterschritten werden.

$^2/_3$–$^9/_{10}$ der täglichen Gesamteiweißmenge soll durch biologisch hochwertiges Eiweiß, bzw. durch sich aufwertende Nahrungseiweißkombinationen gedeckt werden (als EWE berechnet). Das restliche Eiweiß der Gesamteiweißmenge liefern Nahrungsmittel, die wegen ihres geringen Eiweißgehaltes nicht berechnet werden, wie:
Gemüse, Pilze, Kartoffeln, Obst,
fallweise ausnahmsweise kleine Portion eines Getreideerzeugnisses (siehe Speisepläne).

Es sollen verwendet werden bei

Gesamteiweiß (g)	EWE	Verteilung der EWE über den Tag				
		1. Frühstück	2. Frühstück	Mittagessen	Jause	Abendessen
65–70	8	2		3		3
60–65	7	2		3		2
50–55	6	2		2		2
45–50	5	1		2		2
35–40	4	1		2		1
28	3	1		1		1
21	2			1		1
70–75	9	2	1	3		3
80–85	10	2	1	3	1	3
85–90	11	3	1	3	1	3

Demonstration der Eiweißberechnung an einem Tagesmenü mit etwa 40 g Gesamteiweiß (**4 EWE**) (Unterlagen Tab. 11)

Vorgehen:

1. Ein Menü für einen Tag festlegen.
2. Die eiweißberechneten Nahrungsmittel in EWE festlegen.
3. Gemüse und Obst in der erlaubten Portionsmenge einfügen.

Der geringe Eiweißgehalt von Gemüse und Obst braucht nicht berechnet zu werden. Es soll aber in Erinnerung bleiben, daß Gemüse und Obst auch etwas Eiweiß liefern.

Obst pro Portion (150–200 g) 1–2 g Ew.
Gemüse, Kartoffeln, Pilze pro Portion (150–200 g) 2–3 g Ew.

Menü	eiweißberechnete Nahrungsmittel	EWE	sonstiges Eiweiß g
1. Frühstück			
Tee mit Zucker*)			
und Milch	160 g Milch	} 1	
Semmel	21 g Semmel		
eiweißarmes Brot*)			
Butter*), Honig*), Marmelade*)			
2. Frühstück			
Obst	1 Port. (200 g)		2
Mittagessen			
Eiernudeln	1 Ei	1	
	eiweißarme Nudeln*)		
Salat	1 Port. grüner Salat (150 g)		2
Pudding mit Himbeersaft	220 g Milch	1	
	Puddingpulver,*) Zucker*)		
	Himbeersirup*)		
Jause			
Kaffee mit Obers*)			
Kipfel	1 Kipfel		4
Abendessen			
Gemüsesuppe	klare Suppe*)		
	150 g Gemüse		3
Wurstbrot	50 g Extrawurst	1	
	Streichfett*)		
	eiweißarmes Brot*)		

*) Nicht eiweißberechnete Nahrungsmittel; Verzehrsmenge frei.

Zum Kochen hochwertiges Öl verwenden (Seite 29). Als Streichfett Butter oder hochwertige Margarine verwenden.

Die EWE lassen sich ohne Schwierigkeiten bei der Wahl eines anderen Menüs untereinander laut Tabelle 11 austauschen z. B.:

2 EWE Eiernudel/Pudding gegen 2 EWE Kalbschnitzel oder gegen 2 EWE Milchgrieß oder 1 EWE Wurst gegen 1 EWE Käse oder Ei oder Milch.

In Österreich erhältliche eiweißarme Nahrungsmittel

Getreideprodukte	Vertrieb bzw. Importeur
Damin eiweißarm Backmischung zur Brotherstellung (Rezeptbroschüre erhältlich)	Fa. W. Petrik Chimanistraße 24, 1190 Wien, Tel.: 0222/36 13 16
Waffelbrot Dosenbrote Kastanienbrot Mehlmischungen Spezialgrieß Semmelbrösel Buttergebäck, hell Buttergebäck, dunkel Fruchtwaffeln Gebäcktaler Keks Nudeln Hörnchen Makkaroni Spaghetti Spinatnudeln Spiralen Suppennudeln	A. Hopfer OHG – Pharma Großhandel Linzer Straße 49 A, A-5280 Braunau/Inn (Adressen der nächsten Bezugsstelle in Österreich erhältlich)

Fett

Der Nährstoff Fett ist in erster Linie Energielieferant. Fett ist auch Träger lebensnotwendiger Wirkstoffe wie fettlöslicher Vitamine und wichtiger Fettsäuren.

Um gut ernährt zu sein, soll Fett etwa 30 bis maximal 35% der täglich benötigten Energie liefern. Das entspräche für einen etwa 30–60jährigen Patienten mit mäßiger körperlicher Betätigung etwa 75 g Gesamtfett im Tag.

Gesamtfett ist

- Fett, das wir bewußt als Koch- und Streichfett konsumieren und
- Fett, das wir vielfach unbewußt als Bestandteil wohlschmeckender Nahrungsmittel und Speisen z. B. in Käse, Wurst, Milchprodukten verzehren.

Der Fettkonsum liegt nach unseren derzeitigen „üppigen" Ernährungsgewohnheiten in den westlichen Industrieländern im allgemeinen zu hoch.

Der Fettkonsum des Nierenpatienten soll sich im Rahmen dieser als günstig angesehenen Richtlinien bewegen, also etwa 75 g Gesamtfett im Tag betragen. Bei Verwendung eher fettarmer bis mäßig fetter Nahrungsmittel (Fleisch, Käse, Wurst) sind etwa 25 g Fett als unsichtbares oder Nahrungsmittelfett anzunehmen. Die restlichen 50 g Fett können als Kochfett (vorzugsweise hochwertige Öle) oder Streichfett verwendet werden. Erst bei fortgeschrittener Niereninsuffizienz mit stark eingeschränkter täglicher Eiweißaufnahme und verminderter Energieaufnahme wird u. a. versucht, über einen erhöhten Fettkonsum die notwendige Energie zuzuführen.

Nach ihrer Zusammensetzung aus Fettsäuren unterscheiden wir zwischen Fetten mit

a) einem *hohen Anteil an mehrfach ungesättigten Fettsäuren*
   Wir finden sie v. a. in pflanzlichen Nahrungsmitteln, da wiederum vor allem in hochwertigen Ölen wie Distel-, Maiskeim-, Sonnenblumenöl und in Spezialmargarinen (Margarinen mit hohem Gehalt an mehrfach ungesättigten Fettsäuren z. B. becel-Margarine,).
   Diesen Fetten wird eine den Blut-Cholesterinspiegel senkende Wirkung zugeschrieben.

b) *reichlich gesättigten Fettsäuren*
   Sie begünstigen die körpereigene Cholesterinbildung. Wir finden Fette mit reichlich gesättigten Fettsäuren v. a. als Nahrungsmittelfett in fetten Nahrungsmitteln wie Fleisch, Wurst, Käse, fetten Milchprodukten, Eiern, in Schmalz und etwas in Butter.

Ihre Aufnahme soll eingeschränkt werden:
- vorbeugend als Risikofaktor bei Herz- und Gefäßleiden,
- als Teil der Therapie bei Störungen des Fettstoffwechsels.

Als **Faustregel für einen erwachsenen Menschen** wird empfohlen:
75 g Gesamtfett pro Tag; davon Verzehr von
- ⅓ als Nahrungsmittelfett (gegeben bei einem Verzehr von mäßigen Mengen eher fettarmer Nahrungsmittel. Bei eiweißarmer Ernährung ist durch die Einschränkung von eiweißhaltigen Nahrungsmitteln gleichzeitig eine verminderte Aufnahme von Nahrungsmittelfett gegeben).
- ⅓ der Fettmenge (25 g) soll verbraucht werden als Kochfett, vorzugsweise als hochwertiges Öl,
- ⅓ der Fettmenge (25 g) kann als Streichfett verwendet werden. Als Butter oder bei besonders Ernährungsbewußten als hochwertige Margarine.

Im Rahmen von Nierenerkrankungen können Störungen des Fettstoffwechsels auftreten, besonders im Rahmen des nephrotischen Symptomenkomplexes.
Das können sein:
eine Hypercholesterinämie und/oder
eine Hypertriglyzeridämie.

Bei Hypercholesterinämie soll auf besonders cholesterinreiche Nahrungsmittel verzichtet werden. Das sind Innereien, Fischrogen (Kaviar), Muscheln, Krebse. Auch Eidotter enthält reichlich Cholesterin. Nicht mehr als 1 EWE Ei (1 großes Hühnerei) am Tag verzehren. Fette Wurst, fettes Fleisch und fetter Käse enthalten wesentlich mehr Cholesterin als magere Nahrungsmittel dieser Nahrungsmittelgruppe. Mit hochwertigem Öl kochen.

Bei Hypertriglyzeridämie wird v. a. Wert auf die Verwendung des richtigen Koch- und Streichfettes gelegt. Mit hochwertigem Öl (Maiskeim-, Sonnenblumen-, Distelöl) oder guter Margarine kochen. Spezialmargarinen mit einem hohen Anteil an mehrfach ungesättigten Fettsäuren zum Aufstreichen verwenden (becel-Margarine, Sonnenblumenmargarine). Fettarme Nahrungsmittel (Fleisch, Wurst, Käse, Milchprodukte) vorziehen.

Kohlenhydrate

Kohlenhydrathaltige Nahrungsmittel sind die Basis unserer Ernährung. Etwa 50–60% unserer täglichen Energie sollen von Kohlenhydraten stammen.

Die Kohlenhydratträger der Nahrung können nach ihrer Zusammensetzung und Verwendbarkeit für den Nierenpatienten in drei Gruppen zusammengefaßt werden:

- Nahrungsmittel, die beinahe ausschließlich Kohlenhydrate liefern. Diese enthalten **kaum** oder **keine anderen Nähr- oder Mineralstoffe.** Dazu gehören Zucker, Honig, Marmelade, Stärkemehl. **Sie können in beliebiger Menge,** ohne Einschränkung oder ohne Berechnung **verzehrt werden** (s. Seite 24, 71). Sie sind begehrte Energielieferanten, besonders dann, wenn es schwierig wird, ausreichend Energie zuzuführen.
  Beachten: Sehr süße Speisen lösen großen Durst aus.
  Bei Hypertriglyzeridämie sind aufgeschlossene (reine) Kohlenhydratträger weitgehend zu vermeiden. Eventuell mit Süßstoff süßen.
- Kohlenhydratträger, die auch geringe Mengen, zumeist nicht hochwertiges Eiweiß (Ausnahme Kartoffeln) sowie unterschiedliche Mengen an Mineralstoffen (Tab. 13), v. a. Kalium und reichlich Wasser enthalten. Dazu gehören Gemüse, Pilze, Kartoffeln und Obst. Diese Nahrungsmittel können in bezug auf ihren geringen Eiweißgehalt in normalen Mengen (s. Seite 24) verwendet werden. Ihre Verwendbarkeit in der Nierendiätetik wird aber weitgehend von ihrem Gehalt an Kalium in bezug zu einer eventuell bestehenden Störung des Kaliumgehaltes bestimmt (s. Seite 14, 40).
- Kohlenhydratträger, die eine ganz ansehnliche Menge nicht hochwertiges Eiweiß und reichlich Mineralstoffe v. a. Kalium enthalten. Dazu gehören alle Getreidearten (Weizen, Roggen, Hafer, Gerste, Dinkel, Buchweizen, Hirse, Mais, Reis), Erzeugnisse aus Getreide (ausgenommen Stärkemehle) und Hülsenfrüchte (Erbsen, Linsen, Bohnen, Sojabohnen). Diese Nahrungsmittel bilden die Basis unserer Ernährung. Wegen ihres hohen **Gehaltes an nicht hochwertigem Eiweiß können sie in der Nierendiätetik nur eingeschränkt verwendet werden.** Als Ersatz für sie wurden, speziell für „Nierenpatienten", eiweißarme Produkte wie Mehl, Brot, Backwaren und Teigwaren entwickelt (s. Seite 28). Diese eiweißarmen Erzeugnisse können unbeschränkt verzehrt werden.

Die Nahrungsmittel dieser Gruppe, v. a. Getreide – Getreideerzeugnisse – lassen sich gut mit Ei oder Milch kombinieren. Diese Nahrungsmittelkombinationen ergänzen sich in bezug auf den Wert ihres Eiweißes hervorragend (s. Seite 61). Bei der Verwendung von Nahrungsmittelkombinationen wird es möglich, normales Brot, Teigwaren, auch Vollkornbrot (Mineralstoffgehalt beachten) in die Diät einzubauen.

Ballaststoffe

Ballaststoffe sind zum überwiegenden Teil unverdauliche Kohlenhydrate. Sie sind v. a. in Getreide, Hülsenfrüchten, Gemüse und Obst enthalten. Zur Stuhlregulierung – für einen normalen Stuhlgang – sind sie notwendig. Ballaststoffreiche Nahrungsmittel können in der Nierendiätetik, besonders bei stärkerer Eiweißeinschränkung, bei Einschränkung der Kaliumzufuhr, nur sehr eingeschränkt verwendet werden. Eine Stuhlverstopfung ist oft ein Problem des Nierenpatienten. Die Verwendung eines milden Abführmittels ist oft die einzige Möglichkeit, eine Stuhlregulierung durchzuführen.

Energie

Die Energie für unsere Lebensfunktionen und für die Arbeitsleistung beziehen wir von den mit der Nahrung aufgenommenen Nährstoffen, v. a. von Kohlenhydraten und Fetten. Die Eiweißkörper der Nahrung werden nur dann zur Energiegewinnung herangezogen, wenn sie entweder überreichlich, über den Bedarf an Aufbausubstanz hinaus aufgenommen werden oder wenn die Energiemenge durch Kohlenhydrate und Fette zu gering ist (Unterernährung). Dann werden Eiweißkörper zu Energie verbrannt.

Die Nahrungsenergie wird in Joule oder Kalorien gemessen. 1 Kalorie liefert genau so viel Energie wie 4,2 Joule.

Es liefern im Durchschnitt

1 g Eiweiß	4,1 Kalorien (17,2 Joule)
1 g Fett	9,3 Kalorien (39,0 Joule)
1 g Kohlenhydrate	4,1 Kalorien (17,2 Joule)
1 g Alkohol	7,0 Kalorien (29,4 Joule)

Zuviel aufgenommene Energie wird als Reservesubstanz – als Körperfett – gelagert.

Bei einer zu knappen Energieaufnahme (Energieaufnahme unter dem Energiebedarf – unterkalorische Ernährung) wird zuerst die körperliche Reservesubstanz (Körperfett) abgebaut, dann werden körpereigene Eiweißkörper zur notwendigen Energieversorgung herangezogen. Dieser Regulationsmechanismus bei unterkalorischer Ernährung

- Verwendung von Nahrungseiweiß zur Energieversorgung,
- Abbau von körpereigenem Eiweiß zur ausreichenden Energieversorgung

ist ein wesentlicher, zu beachtender Punkt der Nierendiätetik. (Beide Male Anfall von u. a. harnpflichtigen stickstoffhaltigen Substanzen des Eiweißstoffwechsels und von Kalium).

Nur bei Versorgung mit ausreichend Energie kann eine Diät mit Anpassung (Einschränkung) der Eiweißaufnahme an die Funktionsfähigkeit der Nieren erfolgreich durchgeführt werden. Je näher die „erlaubte" tägliche Eiweißmenge in der Nähe des Eiweißminimums liegt, desto wesentlicher wird eine ausreichende Energieaufnahme (Abb. 3).

Abb. 3: Energieversorgung und Eiweißhaushalt

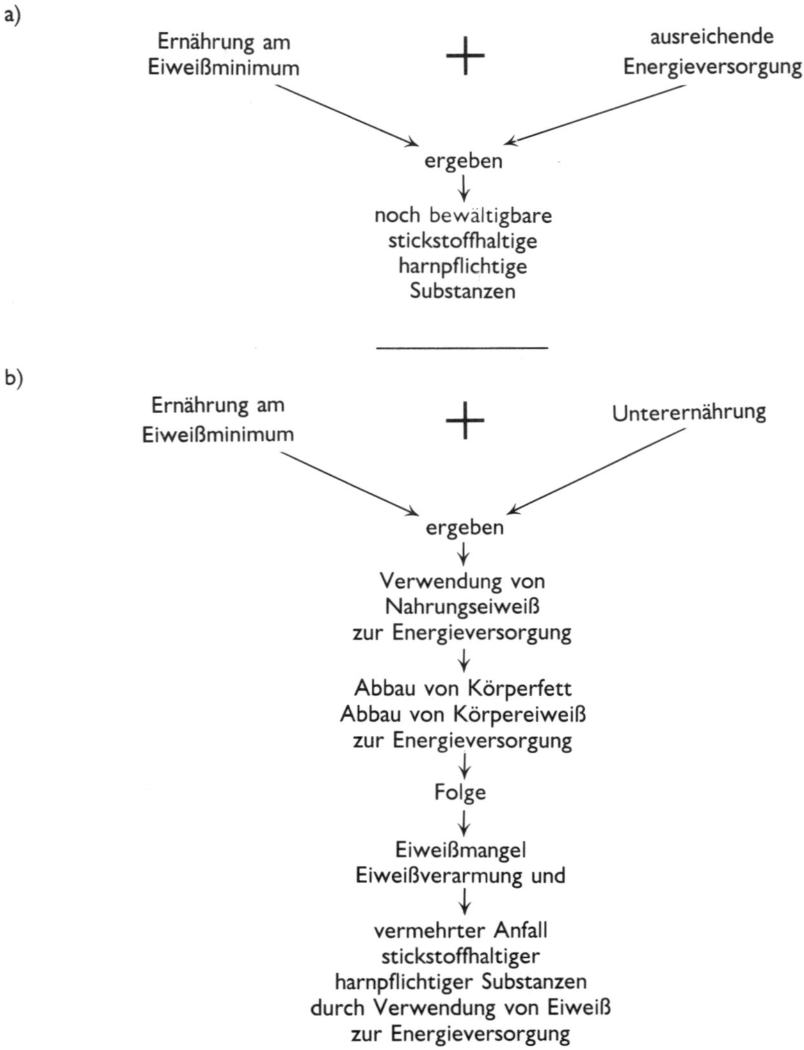

Bedarf an Energie

Als Faustregel gilt:

Energiebedarf eines Erwachsenen

Bei Bettruhe	kg KG*)	× 20–25	= Kalorienbedarf
bei leichter körperlicher Arbeit (z. B. Lehrer)	kg KG	× 32	= Kalorienbedarf
bei mittelschwerer körperlicher Arbeit (z. B. Handwerker)	kg KG	× 37	= Kalorienbedarf
bei schwerer körperlicher Arbeit (z. B. Bauarbeiter)	kg KG	× 40–50	= Kalorienbedarf

Für jedes Dezennium ab dem 40. Lebensjahr müssen 5% vom Kalorienbedarf abgezogen werden.

Der Energiebedarf bei Nierenerkrankungen liegt etwas über diesen Normwerten.

Als Faustregel gilt:

Bei chronischer Niereninsuffizienz

Stadium II, III, IV	kg KG × 35–45	= Kalorienbedarf
bei nephrotischem Syndrom	kg KG × 35–45	= Kalorienbedarf
bei Dialysebehandlung	kg KG × 35–45	= Kalorienbedarf

Ein gutes Maß für eine ausreichende Energieaufnahme ist die Beibehaltung des Normalgewichtes, kontrollierbar durch tägliches Wiegen. Bei den täglichen Gewichtskontrollen ist eine eventuelle Gewichtsverfälschung durch Wassereinlagerungen (Ödeme) in das Gewebe oder eine eventuell vermehrte Wasserausschwemmung aus dem Gewebe (Harnflut) zu beachten. Anzeichen dafür sind kurzfristig erfolgende Gewichtsschwankungen, besonders dann, wenn wie üblich gegessen wurde.

Bei Dialysebehandlung ist eine Wassereinlagerung von 1–2 kg zwischen den Dialysen innerhalb der Norm.

Was kann gemacht werden, wenn die Energieaufnahme zu gering ist?

Eine ausreichende Energieaufnahme ist besonders im fortgeschrittenen Stadium der Erkrankung nicht leicht zu erreichen.

- Appetitlosigkeit, Übelkeit, Erbrechen oder eventuelle Begleiterkrankungen von Magen und Darm sind besonders im fortgeschrittenen Stadium der Erkrankung vorhanden.

- Eine große Einschänkung in der Nahrungsmittelauswahl durch die Diät wie eine starke Eiweiß- und Kaliumbeschränkung (fortgeschrittene Niereninsuffizienz) oder eine erwünschte große Eiweißaufnahme mit Einschränkung der Fettmenge und der Fettarten, eventuell verbunden mit einem Verzicht auf aufgeschlossene Kohlenhydratträger (nephrotisches Syndrom) erschweren die Situation.

---

*) KG = Körpergewicht

Nahrungsmittel zur Energieanreicherung

Zur Energieanreicherung gut verwendbar sind:

- Eiweißarme, mineralstoffarme, kohlenhydratreiche Erzeugnisse, die speziell für Nierenpatienten hergestellt werden (s. Seite 28) wie eiweißarmes Brot, Gebäck, Backwaren, Teigwaren, Zwieback.
- Hochwertige Streichfette, hochwertige Öle (s. Seite 29), fettreiche Nahrungsmittel (saurer Rahm, Schlagobers, Fleisch, Käse, Wurst [als EWE]). Eine eventuelle Fettstoffwechselstörung und eine damit verbundene Einschränkung in Art und Menge von Nahrungsfett berücksichtigen.
- Aufgeschlossene Kohlenhydratträger ohne nennenswerten Eiweißgehalt wie Zukker, Honig, Sirup, Marmelade, Dextropur, Milchzucker, saure Drops.

Beachten: Sehr süße Speisen lösen großen Durst aus.
Bei Hypertriglyzeridämie sollen aufgeschlossene Kohlenhydratträger sparsam verwendet werden.

- Energiereiche Zusatzpräparate – geschmacksneutrale Kohlenhydrate zur Energieanreicherung – die in Wasser, Getränken oder Speisen eingerührt werden, wie
  - Malto Dextrin M (Herstellerfirma Maizena) erhältlich in der Apotheke
  - Nutriver flüssig (Herstellerfirma Fresenius) erhältlich in der Apotheke
  - Edarene (Herstellerfirma Wander) erhältlich in Deutschland, Apotheke.

Natrium (Na)

Natrium kommt in geringen Mengen in vielen Nahrungsmitteln vor. Natriumsalze werden vom Menschen vorwiegend als Kochsalz (Natriumchlorid – NaCl) in beachtlichen Mengen aufgenommen. Kochsalz wird als Speisenwürze der Nahrung zugesetzt. Die bei uns üblicherweise verwendete Kochsalzmenge schwankt stark, je nach Verzehrsgewohnheiten des einzelnen. Sie beträgt etwa 3–15 g Kochsalz am Tag (= 50–250 mmol Natrium). Die vielfach konsumierte Kochsalzmenge ist, gemessen am menschlichen Bedarf für Natrium, viel zu hoch. Wir haben uns an stark gewürzte (gesalzene) Speisen gewöhnt. Ein Verbrauch von 3–4 g Kochsalz pro Tag wird als optimaler Normwert empfohlen. Zu hoher Kochsalzverzehr kann eine mitauslösende Ursache für Bluthochdruck sein.

Die Ausscheidung von Natrium erfolgt vorwiegend über die Niere. Nur ein kleiner Teil, etwa 5% der ausgeschiedenen Natriummenge, wird mit dem Speichel, Schweiß oder Stuhl ausgeschieden. Eine voll leistungsfähige Niere hat eine große Ausscheidungs-Leistungsbreite für Natrium. Bis zu 20 g Kochsalz im Tag können ohne Schwierigkeit ausgeschieden werden.

Bei erkrankter Niere wird der Natriumgehalt der Kost (über Kochsalzverwendung als Speisenwürze) symptomatisch dem jeweiligen Funktionszustand des Natrium-Haushaltes individuell angepaßt (Abb. 4).

Abb. 4: Durch die Natriumaufnahme beeinflußbare Faktoren : Natriumaufnahme mit der Kost

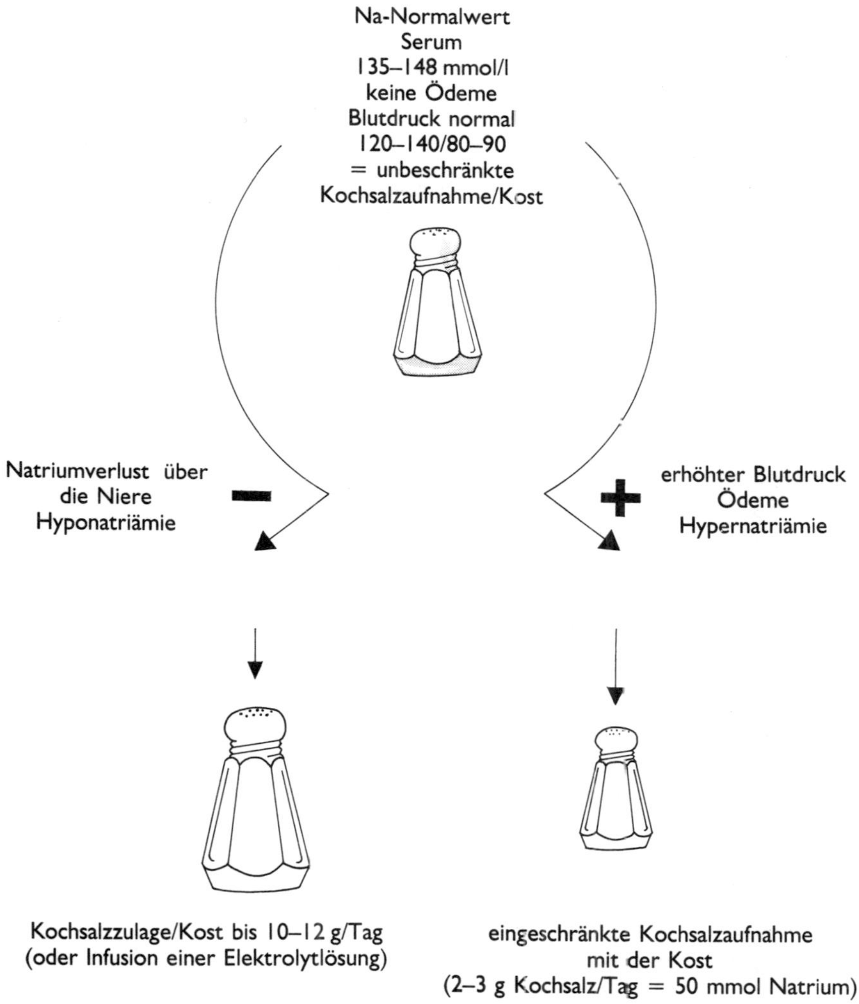

Es kann vorhanden sein:

- Eine unzureichende Natriumausscheidung mit Anreicherung von Natrium im Organismus. Hier wird eine Einschränkung der Natriumaufnahme mit der Kost verordnet. Zumeist werden 3–6 g Kochsalz pro Tag erlaubt.
- Natrium-Haushalt (und Blutdruck) können normal sein.

- Es können beachtliche Natriumverluste im Rahmen der polyurischen Phase eines Nierenversagens auftreten. Der Natriumverlust kann dabei bis zu 150 mg im Tag betragen. Hier wird eine reichliche Kochsalzaufnahme 10–15 g/Tag (mit reichlich Flüssigkeit) empfohlen. Oder es wird eine Infusion einer isotonen Vollelektrolytlösung durchgeführt.

Wegen der großen Bindungsfähigkeit von Natrium für Wasser ist das Natrium im Organismus eine wichtige Größe für den Wasseranteil in Geweben und im Gefäßsystem.

Ein Natriumüberschuß, der nicht ausgeschieden wird, zieht eine Einlagerung von Wasser in den Geweben (Ödeme) und die Ausbildung eines Hochdrucks nach sich. Die Ausschwemmung von Ödemen und die Behandlung des Hochdrucks beginnt mit einer Natriumeinschränkung der Kost.

Ein Natriummangel durch großen Natriumverlust bedeutet Austrocknung und ungenügende Blutfülle des Blutgefäßsystems mit entsprechender Mangeldurchblutung.

Einschränkung der Natriumaufnahme durch die Kost

1 g Kochsalz – Natriumchlorid – liefert 0,4 g oder 17 mmol Natrium.

Umrechnung: g Na × 43,5 = mmol Na,
mmol Na × 23 = mg Na.

Das Natrium, das wir mit der Nahrung aufnehmen, stammt:

- von gesalzenen Speisen der Nahrungsmittelindustrie. 93% der Natriumaufnahme stammt von gesalzenen Speisen der Nahrungsmittelindustrie – von Wurst, Käse, Brot, gesalzenen Konserven (Gemüse, Fisch), Fertigspeisen, Fetigsoßen.
- von Kochsalzzugaben als Speisenwürze,
- von natriumhaltigen Getränken (Mineralwässer).

Der Natriumgehalt ungesalzener Speisen ist so gering, daß er vernachlässigt werden kann. Nur Milch enthält größere Mengen Natrium (48 mg/100 ml), die wiederum bei Eiweißeinschränkung nicht unbegrenzt verwendet werden kann. Eine Übersicht über den Natriumgehalt von Nahrungsmitteln geben die Tabellen 11, 12, 13 (Seite 59ff).

Eine Einschränkung der Natriumaufnahme wird bis auf maximal 50 mmol Natrium im Tag durchgeführt. Das entspricht 3 g Kochsalz. Eine stärkere Natriumeinschränkung wird als therapeutisch wenig zielführend nicht mehr durchgeführt.

Mit ungesalzenen Eiweißeinheiten und Nahrungsmitteln werden pro Tag, je nach Diät und Menü rund 17–35 mmol Natrium zugeführt. Mit Hilfe der Tabellen 11, 12, 13 kann der Natriumgehalt eines speziellen Tagesmenüs leicht festgestellt werden. Die als günstig angesehene Natriummenge kann erreicht werden durch

- die Verwendung von gesalzenen Eiweißeinheiten (Tab. 11)
- durch die Zugabe von Gramm Kochsalz als Speisenwürze.

Kochsalz kann ausgewogen in Portionsgrößen zu 1 g über die Apotheke bezogen werden. Das Kochsalz erst den fertigen Speisen zugeben. Salzen des Kochwassers gibt keinen Aufschluß über den tatsächlichen Natriumkonsum.

Nahrungsmittel und Würzen, die wegen ihres hohen Kochsalzgehaltes **nicht verwendet werden sollen:** Senf, Tomatenketchup, Tomatenmark in Dosen oder Tuben, Suppenwürzen, fertige Würzsoßen, fertige Salatsoßen, Fleischextrakt, Brühwürfel, Fertigsuppen, Sardellen, Kapern, Oliven.

Von der Verwendung von Kochsalzersatzmitteln wird abgeraten. Kochsalzersatzmittel sind andere Mineralsalze, die würzende Funktion ausüben sollen und die den Mineralhaushalt belasten. Kochsalzersatzmittel müssen als natriumarm ausgezeichnet sein. Sellerie- oder Kräutersalze sind Mischungen von Kochsalz mit den erwähnten Zutaten.

Mineralwässer können oft einen beachtlichen Natriumgehalt aufweisen (Tab. 15, Seite 70). Bei Natriumeinschränkung soll ihr Konsum vermieden werden.

Sehr scharfe Gewürze wie Chili, Cayenne-Pfeffer, natriumarmer Curry oder Pfeffer sollen nur mäßig verwendet werden (Durstauslöser). Gewürze und Würzkräuter können als Speisenwürzen reichlich verwendet werden.

Besonders natriumreiche Nahrungsmittel bzw. Speisen im Repertoire des Nierenkranken

- Unter den als **EWE berechneten Nahrungsmitteln** bzw. Speisen: Wurst, Schinken, Fischdauerwaren, Kaviar, Austernkonserven, Muschelkonserven, konservierte Krabben, Käse bes. Schmelzkäse, Mettwurst.
- Unter den **Nahrungsmitteln ohne Kochsalzzusatz** haben Kalbshirn und Milch den höchsten Natriumgehalt (Tab. 11, Seite 59).
- Unter den **Nahrungsmittelkombinationen** v. a. Nahrungsmittelkombinationen von gesalzenem Brot mit Milch oder Käse (Tab. 12, Seite 61).
- Unter den als **KE berechneten Nahrungsmitteln:** Dosengemüse, Fertiggemüsegerichte, Kartoffel-Fertiggerichte, Tomatenmark in Dosen, Tuben (Tab. 13, S. 64).

Möglichkeiten, kochsalzarme Nahrungsmittel zu kaufen oder selbst herzustellen

Kochsalzarmes Brot, Gebäck

Bei Bäckereien und Reformhäusern der Umgebung nach ohne Kochsalz zubereitetem Brot oder Gebäck fragen.

Kochsalzarmes Dauerbrot (Knäckebrot) verwenden.

Selbst Brot backen. Anleitung dazu Seite 145.

Broschüre: Selber Brot backen, U. Klever, E. Klever, Gräfe-Unzer Verlag 1990.

Kochsalzarme Wurst- und Fleischwaren

Bei Fleischereien der Umgebung nach kochsalzarm zubereiteten Fleisch- und Wurstwaren fragen.

Die zuständige Innung der Fleischer um Bekanntgabe von Adressen von Fleischern, die kochsalzarm zubereitete Fleisch- und Wurstwaren herstellen, ersuchen.

Selbst Wurst machen. Anleitung dazu Seite 144.

Broschüre: Wurst aus eigener Küche, H. Schmidt, Parey Verlag, 3. Aufl.

Kochsalzarme Gemüsekonserven

Tiefgekühlte Gemüse verwenden (Fertiggerichte sind gesalzen).

Reformhäuser führen manchmal kochsalzarme Gemüsekonserven (Spargel, Bohnen, Karotten).

Selbst Gemüse konservieren (einfrieren oder in Gläsern konservieren).

Kochsalzarme Käse

Kochsalzarme Käse sind in Österreich nicht, sehr wohl aber in Deutschland erhältlich.

Als „natriumarm" ausgewiesene Nahrungsmittel dürfen nach deutschem Lebensmittelrecht nicht mehr als 120 mg Natrium (= 308 mg Kochsalz) pro 100 g genußfertigem Lebensmittel enthalten.

Flüssigkeit

Der Flüssigkeitsbedarf eines Erwachsenen, der in mittleren Breitengraden lebt, beträgt an täglicher Trinkmenge etwa 1½–2 l. Dazu kommt die Flüssigkeitsaufnahme mit fester Nahrung. Die Flüssigkeitsaufnahme wird, besonders bei jüngeren Leuten, über das Durstgefühl reguliert.

Flüssigkeit wird mit dem Harn, dem Stuhl, über die Lunge (Atemluft) und über die Haut (Schweiß) ausgeschieden. Die Flüssigkeitsabgabe über Stuhl, Haut und Lunge beträgt bei Normalverhalten etwa 800 ml/Tag. Eine erhöhte Wasserabgabe über Stuhl oder Haut finden wir z. B. bei Durchfall oder starkem Schwitzen (Fieber).

Die Flüssigkeitsabgabe bei Nierenerkrankungen mit dem Harn kann je nach Art der Funktionsstörung der Niere unterschiedlich gestört sein. Sie kann von einer Abgabe übergroßer Harnmengen (polyurische Phase des Nierenleidens) bis zu Harnverhalten (oligurische oder anurische Phase eines Nierenleidens) reichen. Nach der Harnmenge wird die individuell günstigste Trinkmenge ermittelt und empfohlen. Dazu ist die Erstellung einer Flüssigkeitsbilanz notwendig.

Faustregel für eine ausgewogene tägliche Flüssigkeitsaufnahme

Anfallende Harnmenge/Tag + 800 ml

↓

Täglicher Bedarf an Flüssigkeit

TABELLE 10: **Flüssigkeitsbilanz**

Ausgeglichene Flüssigkeitsbilanz

Flüssigkeitsaufnahme	g/Tag	*Flüssigkeitsabgabe*	g/Tag
• angenommene Größen		• angenommene Größen	
Flüssigkeit in fester Nahrung	800	über die Lunge über den Stuhl über die Haut	800
anfallende Flüssigkeit bei Verbrennungen im Körper	300		
• meßbare Größe		• meßbare Größe	
Trinkmenge	1500	Harnmenge	1800
	2600		2600

Abweichungen von einer ausgeglichenen Flüssigkeitsbilanz

- a) *Flüssigkeitsabgabe* **geringer** als Flüssigkeitsaufnahme

↓

Wassereinlagerung in Gewebe
(Ödeme)

- b) *Flüssigkeitsabgabe* **größer** als Aufnahme

↓

Gewebeaustrocknung
(oder Ausschwemmung von Ödemen)

Tägliches Wiegen gibt einen groben Überblick über den Wasserhaushalt. Größere Gewichtsveränderungen innerhalb kurzer Zeit, besonders bei gleichbleibender Ernährung, sprechen für eine Veränderung im Wasserhaushalt.

Der tägliche Flüssigkeitsbedarf wird gedeckt durch

1000 ml Flüssigkeit (aufgenommen mit festen Speisen der Nahrung bei Normalernährung, anfallende Verbrennungsflüssigkeit)

Rest = Trinkmenge und Konsumationen von flüssigen Speisen (das sind: Suppen, Getränke wie Tee, Kaffee, Fruchtsäfte, Gemüsesäfte, Milch, Kompottflüssigkeit, Wasser, Sodawasser, Mineralwasser, alkoholfreie Getränke, alkoholische Getränke).

Bei der Auswahl der Getränke ist allfällig zu berücksichtigen:

- ihr Natrium- bzw. Mineralstoffgehalt (Mineralwässer, Tab. 15)
- ihr Kaliumgehalt (Frucht-, Gemüsesäfte, Tab. 13)
- ihr Eiweißgehalt (Milch, Tab. 11)
- ihr Alkoholgehalt.

Sehr zurückhaltend soll der Konsum von Kaffee oder Alkohol sein, besonders bei Bluthochdruck, bei Hypertriglyzeridämie (Alkohol).

Kalium (K)

Der optimale Bedarf eines erwachsenen Menschen an Kalium beträgt etwa 3–4 g täglich (= 75–100 mmol Kalium). Durch den Verzehr einer bei uns üblichen gemischten Kost mit Gemüse-, Obst- und Kartoffelspeisen wird unser Kaliumbedarf gut gedeckt.

90% des mit der Nahrung aufgenommenen Kaliums werden über die Nieren, der Rest wird über den Stuhl ausgeschieden. Wird mit der Nahrung Kalium im Übermaß aufgenommen, wird dieses bei intakter Nierenfunktion ohne Schwierigkeiten wieder ausgeschieden.

Bei Nierenerkrankungen ist die Arbeitsleistung der Nieren in bezug auf den Kaliumstoffwechsel unterschiedlich gestört.

Es können nach blutchemischen Untersuchungen vorliegen:
- Kaliummangel,
- Kaliumwerte innerhalb der Norm oder
- eine Anreicherung mit Kalium.

Kaliummangelwerte (Hypokaliämie) sind überwiegend in der polyurischen Phase einer Nierenerkrankung mit größeren Kaliumverlusten über die Nieren zu sehen.

Zu einer zu geringen Kaliumausscheidung (Hyperkaliämie) und damit zu größeren Kaliumkonzentrationen kommt es zumeist im Rahmen einer höhergradigen Niereninsuffizienz.

Zum Ausgleich dieses gestörten Kaliumstoffwechsels wird eine Einflußnahme über die Ernährung als unterstützende Maßnahme herangezogen.

- Ein Kaliumdefizit wird mit einer kaliumreichen Ernährung (100–130 mmol/Tag), eine
- Kaliumanreicherung wird mit einer kaliumarmen Ernährung (40–20 mmol/Tag) ausgeglichen.

Wichtig ist, besonders bei Kaliumeinschränkung der Kost, die Vermeidung eines körpereigenen Eiweißabbaues durch eine ausreichende Energiezufuhr, da Kalium bei körpereigenem Eiweißabbau freigesetzt wird.

Berechnung des Kaliumgehaltes der Diät – KE

1 g Kalium entspricht 25 mmol Kalium.
1 mmol Kalium = 38 mg Kalium.

Unsere Nahrungsmittel enthalten unterschiedliche Mengen an Kalium, die bei der Zusammenstellung eines Tagesmenüs mit eingeschränktem Kaliumkonsum berücksichtigt werden müssen.

- Eine Mindestkaliumaufnahme ist durch die für die individuelle Diät vorgeschriebene Eiweißmenge (Eiweißträger – EWE) gegeben. Diese ist die Basis der Kaliumberechnung.

Abb. 5: Kalium-Haushalt : Kaliumaufnahme mit der Kost

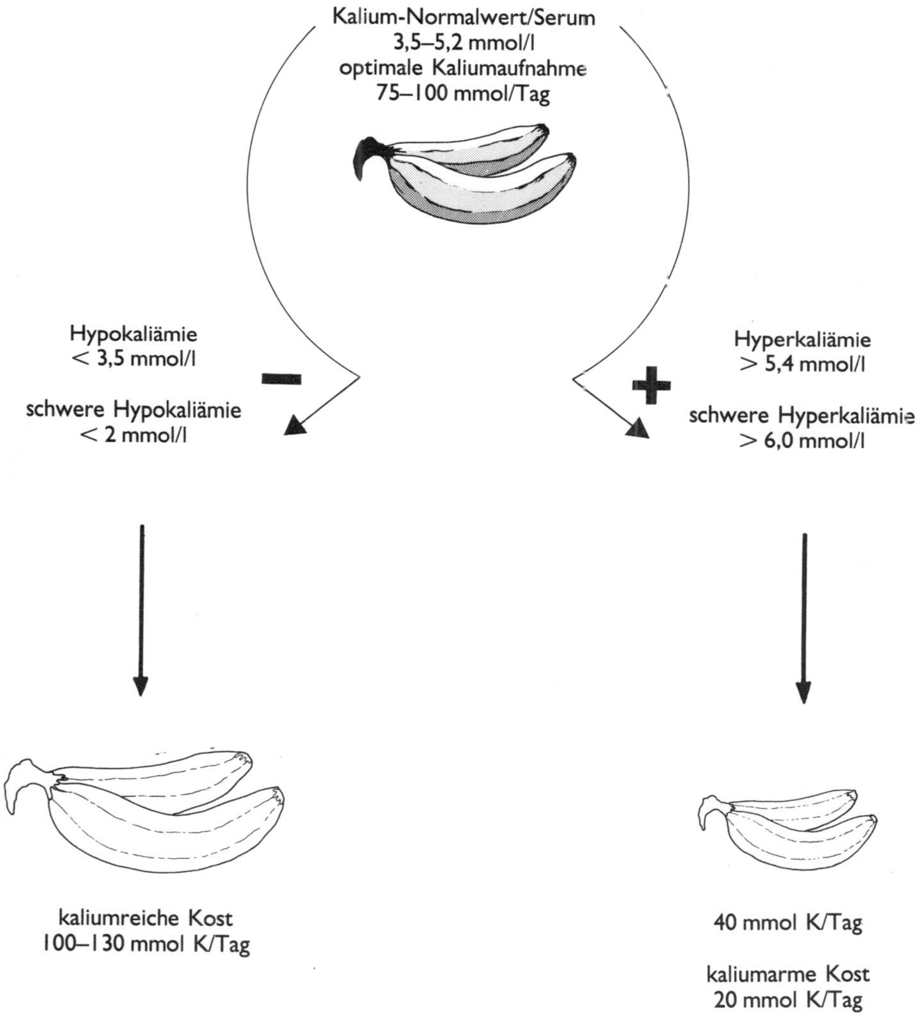

Symbole: < kleiner als, > größer als

Eine Orientierung über den Kaliumgehalt von Eiweißträgern pro EWE gibt die Tabelle 13 und von Gramm Nahrungsmittel die Tabelle 14. Bei starker Kaliumeinschränkung der Diät ist Wissen über die Kaliumaufnahme mit den EWE notwendig. EWE mit hohem Kaliumgehalt sollen nicht oder nur einmal pro Tag verwendet werden.

Zur Orientierung:

EWE mit dem größten Kaliumgehalt	
Kartoffeln + Ei	25,0 mmol Kalium
Vollkorngetreide + Milch	7,8 mmol Kalium
Milch, Milchprodukte	7,5–8,8 mmol Kalium
EWE mit dem geringsten Kaliumgehalt	
Käse + Weißmehl, Weißmehlgebäck	0,7–1 mmol Kalium
Käse	1,0–2,0 mmol Kalium
Ei + Käse	1,4–2,0 mmol Kalium

- Gemüse, Obst und Kartoffeln liefern den Hauptanteil des Nahrungskaliums für Nierenpatienten (Vollkornerzeugnisse, z. T. Nüsse, Hülsenfrüchte scheiden zur Ernährung aus). Sie müssen ausnahmslos nach ihrem Kaliumgehalt berechnet werden. Zur Vereinfachung der Kaliumberechnung und zum einfachen und komplikationslosen Austausch von kaliumhaltigen Nahrungsmitteln untereinander wird die Verwendung einer Hilfsrechengröße, der **Kaliumeinheit – KE** empfohlen.

> 1 Kaliumeinheit – 1 KE – ist die Menge eines Nahrungsmittels, die 5 mmol Kalium enthält. Als Kaliumeinheiten berechnet werden die Nahrungsmittel, die keine nennenswerten Eiweißmengen enthalten, wie Obst, Gemüse und Kartoffeln (Tab. 13).

Beispiel für die Erstellung eines Kalium-berechneten Tageskostplanes mit

40 g Gesamteiweiß, das sind
4 EWE (biologisch hochwertiges Eiweiß)
40 mmol Kalium.

4 EWE liefern etwa	10 mmol	Kalium
		Ergänzung durch
	30 mmol	Kalium = 6 KE
		nach freier Wahl als Gemüse, Obst, Kartoffeln

Die Auswahl der Kaliumeinheiten kann nach Appetit, Vorliebe und Sättigung des Patienten getroffen werden. Der Gehalt an biologisch nicht hochwertigem Eiweiß pro Kaliumeinheit schwankt zwischen 0,5–1,5 g (siehe Tab. 13) (Ausnahme: Spargel in Dosen, salzfrei, 3,6 g EW pro KE).

- Durch besondere Zubereitungsverfahren kann der Kaliumgehalt von Gemüse, Obst und Kartoffeln bis auf ⅔ seines Ausgangswertes reduziert werden. Diese Zubereitungsverfahren kommen besonders dann zur Anwendung, wenn der Kaliumgehalt der Diät sehr eingeschränkt wurde und/oder der Patient sehr schwer zu sättigen ist.

Zubereitungsmethoden, die den Kaliumgehalt von Gemüse-, Obst- und Kartoffelspeisen vermindern

- *Auslaugen:* Liegenlassen von geputztem, kleingeschnittenem Obst, Gemüse oder Kartoffeln in Wasser für 1–2 Stunden. Nichtverwenden der Auslaugflüssigkeit. Der Kaliumgehalt kann dadurch bis auf ⅓ seines Ausgangswertes herabgesetzt werden.
- *Blanchieren:* Übergießen von geputztem, kleingeschnittenem Gemüse, Obst oder Kartoffeln mit kochend heißem Wasser.
- *Erstes Kochwasser weggeben.* Gemüse-, Obst- oder Kartoffelspeisen kalt zustellen, einmal aufkochen, Kochwasser abschütten, mit frischem Wasser wieder zustellen.
- *Kompottsaft* von Kompotten *nicht* verzehren.

Tabelle 13 gibt eine Zusammenstellung von Gemüse, Kartoffeln und Obst in KE, die im Rahmen einer Eiweiß-Kalium-berechneten Diät bei Nierenerkrankungen verzehrt werden können. Der Eiweiß-, Mineralstoff- und Energiegehalt pro KE wird angegeben.

Die Tabelle ist in vier Abschnitte unterteilt – A, B, C, D.

A – Angaben für rohes, eßfertig geputztes Gemüse und für Kartoffeln. Diese Angaben gelten auch für Gemüse, Kartoffeln mit vollständiger Verwendung der Zubereitungsflüssigkeit z. B. dünsten, backen von ungewässerten Kartoffeln im Backrohr. Keine Auslaugverluste.

B – Angaben für gekochte Gemüse, Kartoffeln, für Gemüsekonserven ohne Verwendung des Kochwassers bzw. der Konservierungsflüssigkeit. Für tiefgekühlte Gemüse. Die Mengen, die pro KE verwendet werden können, sind durch Auslaugverluste von Kalium größer.

C – Angaben für rohes, eßfertig geputztes Obst, für Kompotte mit Verwendung des Kompottsaftes, für Frischpreßsäfte. Keine Auslaugverluste von Kalium.

D – Angaben für Kompottfrüchte ohne Verwendung des Kompottsaftes, für tiefgekühltes Obst. Auslaugverluste durch Nichtverwenden des Kompottsaftes, durch Blanchieren von tiefgekühltem Obst.

Demonstration der Eiweiß- und Kaliumberechnung an einem Tagesmenü mit etwa 40 g Gesamteiweiß (**4 EWE**) (Unterlagen Tab. 11, 12)
40 mmol Kalium (**6 KE**) (Unterlagen Tab. 13)

Vorgehen:

1. Ein Menü für den Tag festlegen
2. Die eiweißberechneten Nahrungsmittel in EWE festlegen
   1 EWE liefert rund 2–3 mmol K
   Daran denken: Bei Verwendung von Milch als EWE wird mehr Kalium zugeführt.
   1 EWE Milch liefert.. 7–8 mmol K
   1 EWE Milch-Getreidekombination liefert......................... 6–7 mmol K
   1 EWE Ei-Kartoffelkombination liefert............................ 25 mmol K
3. Das Tagesmenü mit KE komplettieren.

Menü	Eiweiß-Kalium-berechnete Nahrungsmittel (g)	EWE	KE
1. Frühstück			
Koffeinfr. Kaffee*)			
mit Zucker*)			
mit Obers	90 g Obers }	1	
Eierbrötchen	38 g Ei }		
	Mayonnaise*)		
	eiweißarmes Brot*)		
2. Frühstück			
Obst	140 g Apfel		1
Mittagessen			
Naturschnitzel	70 g Kalbfleisch	2	
	eiweißarmes Mehl*)		
	1 Kfl. saurer Rahm*)		
Kartoffelsalat	100 g Kartoffel		2
Vogerlsalat	45 g Vogerlsalat, Kochöl*)		1
Jause			
Tee mit Zucker*)			
eiweißarmes Brot*)			
Streichfett*)			
Radieschen	75 g Radieschen		1
Abendessen			
Semmelschmarren	eiweißarmes Brot*)		
	60 g Milch }	1	
	38 g Ei }		
	Kochfett*)		
	Zucker*)		
Kompottzwetschken	170 g Kompottzwetschken		1

*) Nicht eiweiß- und kaliumberechnete Nahrungsmittel; Verzehrsmenge frei

Die EWE und KE lassen sich ohne Schwierigkeiten bei der Wahl eines anderen Menüs untereinander mit Hilfe der Tabellen (11, 12, 13) austauschen; z. B.:
Kartoffel-Vogerlsalat gegen 3 KE Gemüse nach Wahl,
1 KE Radieschen gegen 1 KE Obst nach Wahl.

- Nahrungsmittel mit hohem Kaliumgehalt und mit hohem Gehalt an biologisch nicht hochwertigem Eiweiß, die im Rahmen einer eiweiß-kalium-berechneten Diät nicht verwendet werden sollen, sind in Tabelle 17 zusammengefaßt.
- Tabelle 16 gibt eine Zusammenfassung von Nahrungsmitteln, die wegen ihres geringen Gehaltes an Eiweiß und Kalium und anderen Mineralstoffen unberechnet verzehrt werden können.

Kalzium (Ca)
Phosphor (P)

Eine optimal zusammengesetzte Kost für Erwachsene soll um 800 mg Kalzium und um 800 mg Phosphor enthalten. Wünschenswert ist eine Kalzium-Phosphoraufnahme im Verhältnis von 1 : 1.

Das Kalziumminimum liegt bei 400–500 mg pro Tag.

Besonders gut resorbiert wird das Kalzium von Milch, von Milchprodukten und von Käse. Hier finden wir auch Substanzen, die die Kalziumaufnahme günstig beeinflussen, nämlich Vitamin D und Milchzucker. Hemmend für die Kalziumresorption sind Phosphate, Phytate, Oxalate und Ballaststoffe. Diese sind reichlich enthalten in Fleisch, Wurst, Fisch, Vollkornerzeugnissen, Brot und Backwaren. Phosphate werden auch als Teil von Konservierungsstoffen Lebensmitteln zugesetzt.

Störungen im Kalzium-Phosphathaushalt sind bei weiter fortgeschrittener Niereninsuffizienz und bei Dialysebehandlung nahezu immer festzustellen, zumeist eine verminderte Kalziumresorption mit folgendem Absinken der Kalzium-Serumwerte unter die Norm und deutlich erhöhten Phosphatwerten.

Normalwert für Kalzium im Blutserum für Erwachsene: 2,0–2,6 mmol/l.
$<$ 2,0 mmol/l: Hypolkalzämie,
$<$ 1,75 mmol/l: schwere Hypokalzämie,
$>$ 2,75 mmol/l: Hyperkalzämie.

Durch eine passende Ernährungstherapie kann eine medikamentöse Therapie einer Kalzium-(Phosphat-)Störung z. B. mit Kalziumpräparaten, Phosphatbindern oder Vitamin-D-Gaben unterstützt werden.

Gestaltung einer möglichst kalziumreichen, phosphorarmen Diät

Kalzium und Phosphor sind vor allem in den Nahrungsmitteln, die als EWE zur notwendigen Eiweißzufuhr unumgänglich notwendig sind, enthalten. Die Kalzium-Phosphoraufnahme ist bei Einschränkung der Eiweißträger der Diät nicht sonderlich hoch.

Es müssen möglichst kalziumreiche EWE und KE zur Ernährung verwendet werden. Das Verhältnis von Ca : P in den Nahrungsmitteln soll möglichst günstig sein – *hoher Kalziumgehalt : niedriger Phosphorgehalt.*

Diese Anforderungen erfüllen am besten:
Milch, Milchprodukte, Hartkäse, sowie Milch, Milchprodukte und Hartkäse in Kombination mit Getreideprodukten.

Einen Überblick über den Kalzium-Phosphatgehalt von EWE und KE geben die Tabellen 11, 12, 13.

Zur *Kalziumanreicherung* günstige Nahrungsmittel bzw. Speisen:
Unter den als EWE berechneten Nahrungsmitteln bzw. Speisen: Milch, Käse (Ausnahme Schmelzkäse), Ölsardinen, Frischkäse, Nahrungsmittelkombinationen von Milch mit Getreideprodukten, Käse (Ausnahme Schmelzkäse mit Getreideprodukten).

Kalziumarme, phosphorreiche Nahrungsmittel bzw. Speisen:
Fleisch, Fisch (Ausnahme Ölsardinen).

Eher kalziumreiche Gemüse mit einem günstigen Verhältnis zum Phosphorgehalt:
Broccoli, Chinakohl, Endiviensalat, Fenchel, Karotten, Kohlrüben, Kopfsalat, Porree, Radieschen, Rettich, Rhabarber, Schnittbohnen, Spinat, Weißkraut, Zucchini.

Eher kalziumarme Gemüse mit einem ungünstigen Ca : P Verhältnis:
Mais, Artischocken, Pilze, Kartoffeln, Paprika, Tomaten.

Obst: günstig:
Erdbeeren, Feigen, Heidelbeeren, Himbeeren, Mandarinen, Orangen, Preiselbeeren.

Obst: ungünstig:
Avocado, Bananen, Honigmelone, Kakipflaume, Nektarine, Pfirsich.

Magnesium (Mg)

Der Tagesbedarf für Magnesium liegt für eine erwachsene Person bei 300–350 mg pro Tag. Nur eine exzessiv überhöhte Magnesiumzufuhr kann bei normaler Nierenfunktion zu einer Magnesiumvergiftung führen.

- In den meisten unserer Nahrungsmittel ist Magnesium in etwa derselben Menge, etwa *10–30 mg pro 100 g Nahrungsmittel* enthalten.
- *Reicher an Magnesium sind:*

Hülsenfrüchte, Nüsse, Vollkornprodukte aus Gerste, Dinkel oder Hafer.

Diese liefern rund 100–300 mg Magnesium pro 100 g Nahrungsmittel.

Vollkornprodukte aus Weizen oder Roggen enthalten etwa 50–70 mg Magnesium.

Ein Ansteigen der Magnesiumkonzentration im Plasma ist im forgeschrittenen Stadium einer chronischen oder akuten Niereninsuffizienz beinahe immer feststellbar. Sie kann verstärkt werden durch die Verwendung magnesiumhaltiger Substanzen der Therapie wie von Infusionslösungen, Abführmitteln, Beruhigungsmitteln, Antazida. Eine weitgehende Ausschaltung mangnesiumhaltiger Präparate aus der Therapie sowie eine ausreichende Flüssigkeitszufuhr (eventuell Hämodialyse bei An- oder Oligurie) sind angezeigt.

Diätetisch ist eine Hypermagnesiämie nicht zu behandeln.

Ein Absinken der Magnesiumkonzentration im Plasma findet sich vor allem bei erhöhter Flüssigkeitsausscheidung über die Nieren, bei enteralen Resorptionsstörungen. Bei erheblichem Magnesiummangel wird eine medikamentöse Mangesiumsubstitution durchgeführt. Eine diätetische Behandlung ist nicht sinnvoll.

KURZE CHARAKTERISTIK VON NAHRUNGSMITTELN UND IHRER VERWENDBARKEIT IN DER NIERENDIÄTETIK

Milch, Milchprodukte

Biologische Wertigkeit 88

Milch und Milchprodukte bis zu 10% Fettgehalt werden nach ihrem *Eiweißgehalt* ausnahmslos als EWE berechnet. Das sind Trinkmilch, Magermilch, Vollmilch extra, saure Milch, Buttermilch, Joghurt, Kefir, Kaffeeobers.

Milchprodukte mit höherem Fettgehalt, wie saurer Rahm (15% Fett), Schlagobers (36% Fett), Creme fraiche (40% Fett), können in kleinen Mengen, etwa 1 Eßlöffel, als Speisewürze oder als Zutat zu einem Frühstücksgetränk unberechnet verwendet werden. Größere Mengen davon, z. B. Schlagobers in Nahrungsmittelkombination mit einem Getreideprodukt müssen als EWE berechnet werden.

Fettreichere Milchprodukte (Kaffeeobers, Schlagobers) sind bei Schwierigkeiten mit der notwendigen Energieaufnahme beliebte Energielieferanten. Ihr höherer Fettgehalt aber schließt Kaffeeobers und Schlagobers von einer Verwendung bei einer vorliegenden Fettstoffwechselstörung aus. Sie sind reich an gesättigten Fettsäuren.

Die *Cholesterinaufnahme* mit fetten Milchprodukten kann beträchtlich sein. Der Cholesteringehalt steigt mit dem Fettgehalt des Produktes; z. B. enthält Trinkmilch 3,6% Fett, 11 mg Cholesterin in 100 g, Schlagobers 36% Fett enthält 124 mg Cholesterin in 100 g.

Der *Natriumgehalt* von Milch muß bei natriumarmer Kost beim Verzehr größerer Milchmengen berücksichtigt werden.

1 EWE Milch – 220 g Milch – liefert 4,6 mmol Natrium.

Ist der Milchkonsum, durch eine begrenzte tägliche Eiweißmenge eingeschränkt auf 1–2 EWE/Tag, so kann der Natriumgehalt unberücksichtigt bleiben.

1 EWE Milch liefert wegen der großen Verzehrsmenge pro EWE am meisten *Kalium* von allen als EWE berechneten Nahrungsmitteln, nämlich 7,2–8,8 mmol K/EWE. Bei starker Kaliumeinschränkung (auf 20–40 mmol/Tag) nimmt Milch relativ viel von der erlaubten Kaliummenge in Anspruch.

Die Verwendung von Milch bei starker Kaliumeinschränkung mit der übrigen Kaliumaufnahme durch Obst, Gemüse und mit der Sättigung des Patienten abstimmen.

Milch und Milchprodukte sind unsere besten *Kalziumlieferanten.* Das Kalzium in Milch und Milchprodukten (und im Hartkäse) ist am besten resorbierbar. Sie sind die einzigen eiweißberechneten Nahrungsmittel, die ein relativ günstiges Verhältnis von Kalzium- : Phosphorgehalt aufweisen, nämlich ein Verhältnis von 1 (Ca) : 0,75 (P). Nur unter Verwendung von Milch, Milchprodukten (und Hartkäse) kann eine kalziumreiche Ernährung mit einem günstigen Ca : P-Verhältnis erreicht werden (s. Seite 45). Die Notwendigkeit der Verwendung dieser Produkte mit ihrem übrigen Mineralstoffgehalt (Na, K) abstimmen.

Nahrungsmittelkombinationen mit Milch und Milchprodukten

Milch*eiweißkörper* lassen sich gut ergänzen mit Eiereiweiß, Getreideeiweiß, auch mit Kartoffeleiweiß.

Vollei, kombiniert mit Milch	= *biologische Wertigkeit* von 122
Weizeneiweiß, kombiniert mit Milch	= *biologische Wertigkeit* von 110
Roggeneiweiß, kombiniert mit Milch	= *biologische Wertigkeit* von 100
Kartoffeleiweiß, kombiniert mit Milch	= *biologische Wertigkeit* von 92

Mit Hilfe dieser Nahrungsmittelkombinationen lassen sich eine Reihe von wohlschmekkenden Speisen zubereiten, die auch eine *hohe biologische Wertigkeit* besitzen. Außerdem hat die Nahrungsmittelkombination von Milch mit Getreideeiweiß den Vorteil, daß gewöhnliches Brot, auch Vollkornbrot, Teigwaren usw. verzehrt werden können.

Unbedingt erforderlich ist bei der Verwendung von Nahrungsmittelkombinationen das Einhalten der richtigen Mengenverhältnisse und das Verzehren zur selben Zeit.

Der *Natriumgehalt* von Nahrungsmittelkombinationen kann bei der Verwendung von gesalzenem Brot beachtlich sein. Bei Natriumbeschränkung entweder diesen Natriumgehalt in die täglich erlaubte Natriummenge mit einbeziehen oder natriumarmes Brot (s. Seite 37) verwenden.

Der *Kaliumgehalt* wird von dem relativ großen Milchanteil der Nahrungsmittelkombination bestimmt und ist natürlich am höchsten bei der Kombination: Milch mit Vollkorn: 7,8–6 mmol pro EWE.

Milch-Getreidekombinationen liefern eine recht beachtliche Menge *Kalzium* in einem recht guten Verhältnis zu Phosphor.

Ca : P von Milch und Weißmehl = 1 : 1, Ca : P von Milch und Vollkorn = 1 : 1,2. Bei gewünschter kalziumreicher Kost ist die Verwendung von Milch, Milchprodukten kombiniert mit Weißmehl recht günstig. Weißmehl als Weißbrot, Teigwaren, Blätterteig, Strudelteig.

Käse

Das große Käseangebot zusammengefaßt:

- Frischkäse: Topfen, Gervais, gekörnter Frischkäse,
- Hartkäse: Emmentaler, Edamer, Butterkäse, Tilsiterkäse,
- Schmelzkäse: verschiedene in Ecken abgepackte Käsesorten wie Enziankäse,
- Schimmelkäse: wie Gorgonzola, Blauschimmelkäse.

Frischkäse

Biologische Wertigkeit 88

Frischkäse werden ausnahmslos als EWE berechnet.

Sie haben einen unterschiedlichen *Fettgehalt,* der von 0,3% Fett (Magertopfen) bis zu 60% Fett (Gervais oder Doppelrahm-Frischkäse) reichen kann. Käse mit hohem

Fettanteil sind begehrte Energielieferanten bei Schwierigkeiten mit der Energieaufnahme. Bei einer Fettstoffwechselstörung und gleichzeitig eiweißreicher Diät (Nephrose) können mit fettem Käse beachtliche Mengen unerwünschte gesättigte Fettsäuren und auch Cholesterin zugeführt werden.
Es gibt *gesalzenen* und *ungesalzenen* Frischkäse. Gesalzen sind Gervais und gekörnter Frischkäse, ungesalzen – Topfen.

Der *Kaliumgehalt* pro EWE Frischkäse ist gering: 1,2–1,5 mmol/EWE. Er fällt auch bei Kaliumeinschränkung kaum ins Gewicht.

Der *Kalziumreichtum* von Frischkäse ist nicht sonderlich groß, etwa 50 mg Kalzium/EWE, mit einem Ca : P-Verhältnis von 1 : 2.

Hartkäse, Weichkäse, Schnittkäse, **Schmelzkäse, Schimmelkäse**

Biologische Wertigkeit 87

Diese Käse werden *ausnahmslos als EWE* berechnet.

Der *Fett- und Energiegehalt* dieser Käse ist in den meisten Fällen beachtlich, er liegt zumeist bei 45–60% F. i. T.*) Es gibt aber auch fettärmeren Hartkäse, z. B. Stangentilsiter mit 30% F. i. T. Camembert mit 30% F. i. T., Romadur mit 25% oder 30% F. i. T. Bei einer Fettstoffwechselstörung sollen nur Käse bis maximal 45% F. i. T. verwendet werden.

Der *Cholesteringehalt* der Käse steigt mit ihrem Fettgehalt.

Der *Natriumgehalt* von Käsen ist beachtlich. Bei Natriumeinschränkung ist der Natriumgehalt von Käse unbedingt zu berücksichtigen. Natriumarme Käse sind in Österreich nicht, in Deutschland sehr wohl erhältlich.

Der *Kaliumgehalt* der EWE Käse ist gering. Er kann vernachlässigt werden.

Käse sind wertvolle *Kalziumlieferanten* mit einem günstigen Ca : P-Verhältnis von 1 : 0,75.
Ausnahme: Schmelzkäse. Ihnen werden bei der Fabrikation phosphathaltige Zusatzstoffe zugegeben.

Nahrungsmittelkombinationen mit Käse

Käseeiweiß läßt sich sehr günstig aufwerten mit Volleiweiß, Weizen-, Roggeneiweiß und Kartoffeleiweiß.

Vollei, kombiniert mit Käse	= *biologische Wertigkeit* von 122
Weizenprodukte, kombiniert mit Käse	= *biologische Wertigkeit* von 110
Roggenprodukte, kombiniert mit Käse	= *biologische Wertigkeit* von 100
Kartoffel mit Käse	= *biologische Wertigkeit* von 92

Auch aus diesen Nahrungsmittelkombinationen lassen sich schmackhafte Speisen von *hoher biologischer Wertigkeit* zubereiten. Mengenverhältnisse beachten.

---

*) F.i.T. = Prozent Fett in der Trockensubstanz (bezogen auf das wasserfreie Produkt).

Beachtlich ist der *Natriumgehalt* von Nahrungsmittelkombinationen von gesalzenen Käsen mit gesalzenem Brot.

Der *Kaliumgehalt* von Nahrungsmittelkombinationen mit Weißmehl ist zu vernachlässigen. Etwas höher liegt der Kaliumgehalt bei Nahrungsmittelkombinationen mit Vollkornerzeugnissen.

Nahrungsmittelkombinationen mit Hartkäse liefern reichlich *Kalzium* in einem *günstigen Ca : P-Verhältnis.*

Nahrungsmittelkombinationen mit Frischkäse sind nicht sonderlich kalziumreich, auch ihr Verhältnis Ca : P ist nicht so günstig.

Eier

Biologische Wertigkeit 100

Eier haben die höchste biologische Wertigkeit von allen Nahrungsmitteln.

Ein großes Hühnerei, Güteklasse II, Mindestgewicht 61 g, das 7 g Eiweiß liefert, ist die Grundlage für 1 EWE.

Zu beachten ist bei der Verwendung von Eiern ihr *hoher Cholesteringehalt.* Ein großes Hühnerei liefert etwa 300 mg Cholesterin. Das ist die Tagesmenge an Cholesterin, die bei einer Fettstoffwechselstörung nicht überschritten werden soll. Der Verzehr von Eiern ist bei einer bestehenden Fettstoffwechselstörung auf jeden zweiten Tag 1 Ei einzuschränken.

Der *Natrium-Kaliumgehalt* von Eiern ist gering. Er braucht nicht weiter beachtet zu werden.

Der *Kalziumgehalt* von Eiern ist mäßig. Es ist ein *ungünstiges Kalzium : Phosphorverhältnis* vorhanden (Ca : P im Verhältnis 1 : 4).

Die Rezepte der Broschüre wurden, wo es ging, auf der Grundlage von einem Ei rezeptiert. Sind kleinere Eiermengen angegeben, besteht die Möglichkeit

a) die rezeptierte Speise mit einem Ei und den übrigen Nahrungsmittelmengen für ein Ei zuzubereiten, die fertige Speise in die gewünschte EWE-Menge zu teilen, die Speisen also je nach Bedarf zu halbieren, zu dritteln usw., den nicht benötigten Rest durch andere verzehren zu lassen oder für die nächste Mahlzeit aufzuheben oder einzufrieren;

b) ein Ei mit einer Gabel zerklopfen, den benötigten Teil, eventuell mit einem einige Male ausgewogenen Meßlöffel zur Speisenzubereitung zu verwenden, den Rest des Eies in einem kleinen, gut verschlossenen Plastikgefäß aufzuheben.

Nahrungsmittelkombinationen mit Ei

Eiereiweiß läßt sich sehr gut mit anderem Nahrungsmitteleiweiß aufwerten. Durch Nahrungsmittelkombinationen mit Ei wird eine biologische Wertigkeit erreicht, die über 100 – der des Eies allein – liegt.

Es lassen sich gut kombinieren:

Vollei mit Kartoffeln	= *biologische Wertigkeit* 136
Vollei mit Milch, Milchprodukten, Käse	= *biologische Wertigkeit* 122

Vollei mit Weizen, Weizenprodukten	= *biologische Wertigkeit* 118
Vollei mit Mais	= *biologische Wertigkeit* 114
Vollei mit Bohnen	= *biologische Wertigkeit* 108
Vollei mit Reis	= *biologische Wertigkeit* 106

Auf die Menge der kombinierten Nahrungsmittel und auf gleichzeitigen Verzehr achten. Mit der günstigsten Nahrungsmittelkombination, die bekannt ist: Vollei und Kartoffeln, gelingt es, die Eiweißmenge für das Eiweißminimum pro Tag am kleinsten zu halten.

Der Gehalt an *Mineralstoffen* (Na, K, Ca, P) ist je nach kombinierten Nahrungsmitteln unterschiedlich. Einen Überblick gibt die Tabelle 12.

Hervorgehoben werden soll:
- der *hohe Kaliumgehalt* der Kombination Ei + Kartoffeln, Ei + Bohnen,
- ein relativ *hoher Natriumgehalt* von Kombinationen von Ei mit gesalzenen Weizenerzeugnissen (Brot),
- ein *günstiger Kalziumgehalt* der Kombination Ei und Milch, Milchprodukte in einem recht günstigen Ca : P-Verhältnis (1 : 1,3), der durch den hohen Milchanteil der Nahrungsmittelkombination zustande kommt.

Fette, Öle

Fette und Öle enthalten *nur Spuren von Eiweiß und Mineralstoffen.* Ihr Eiweiß- und Mineralstoffgehalt bleibt bei ihrer Verwendung unberücksichtigt. Deshalb und wegen ihres hohen Energiegehaltes sind sie in der Nierendiätetik beliebte Energielieferanten (und Geschmacksverbesserer). Fette und Öle sollen in normalen, erst bei strenger Eiweißbeschränkung und Schwierigkeiten mit der nötigen Energieaufnahme in reichlichen Mengen verzehrt werden.

Bei der Verwendung von Fetten und Ölen unterscheiden wir zwischen **tierischen** und **pflanzlichen Fetten** und **Ölen.**

Tierische Fette: Butter, Schmalz, Speck. Sie haben einen hohen Cholesteringehalt und einen hohen Gehalt an unerwünschten gesättigten Fettsäuren. Ihr Verbrauch soll
- zur Vorbeugung arteriosklerotischer Gefäßveränderungen und
- bei einer bestehenden Fettstoffwechselstörung

eingeschränkt werden.

Pflanzliche Fette und Öle: alle Öle, Pflanzenmargarinen. Ausnahme: Kokosfett (Ceres). Es wird bei der Herstellung gehärtet, aus ungesättigten Fettsäuren werden gesättigte Fettsäuren.

Pflanzliche Fette enthalten *kein Cholesterin.* Sie haben einen unterschiedlich hohen Anteil an erwünschten mehrfach ungesättigten Fettsäuren. Besonders hoch ist der Gehalt an mehrfach ungesättigten Fettsäuren von Baumwollsamenöl, Leinöl, Maiskeimöl, **Distelöl,** Sojaöl, **Sonnenblumenöl** und Walnußöl, sowie von Spezialmargarinen wie Eden-Sonnenblumenmargarine oder **becel-Margarine.**

Ihre Verwendung ist günstig:

- zur Vorbeugung von arteriosklerotischen Gefäßveränderungen.

Hier gilt die Faustregel: Butter zum Aufstreichen, mit hochwertigem Öl kochen;

- bei Störungen des Fettstoffwechsels.

Hier gilt die Faustregel:
Hochwertige Pflanzenmargarine zum Aufstreichen, hochwertige Öle zum Kochen.

Fleisch, Fleischwaren, Innereien, Geflügel, Wild

Biologische Wertigkeit 91 (Rindfleisch)

Diese Nahrungsmittel werden *ausnahmslos als EWE berechnet* (Tab. 11).

Beachten: Der Cholesteringehalt von Fleisch- und Wurstwaren steigt mit ihrem Fettgehalt. Besonders fettarm sind Hühnerbrust, Putenbrust, Wild, Rindslungenbraten, Kalbsnuß. Der Cholesteringehalt braucht nur bei reichlicherem Fleischverzehr – bei eiweißreicher Nierendiät – beachtet werden. Besonders *reich an Cholesterin* sind Innereien (Leber, Herz, Nieren, Hirn). Ihr Verzehr ist bei einer Fettstoffwechselstörung nicht angezeigt.

Der *Natriumgehalt* kann bei gesalzenen Fleisch- und Wurstwaren beträchtlich sein. Es besteht die Möglichkeit, sich ohne Kochsalzzusatz zubereitete Wurst-, Fleischwaren zu besorgen (s. Seite 37), oder salzarme Wurst und Pasteten selbst zuzubereiten (s. Seite 144).

Der *Kaliumgehalt* dieser Nahrungsmittel liegt etwa im Mittelfeld. Mit dem Verzehr von 1 EWE Fleisch werden rund 2–3 mmol (½ KE) Kalium aufgenommen.

Der Kalziumgehalt von Fleisch ist sehr gering, der Phosphorgehalt sehr hoch. Wir finden ein Ca : P-Verhältnis von 1 : 15 (: 20). Eine erwünschte kalziumreiche, phosphorarme Ernährung soll möglichst wenig Fleisch enthalten.

Nahrungsmittelkombinationen mit Fleisch

Biologische Wertigkeit 98

Rindfleischeiweiß läßt sich, kombiniert mit Gelatine, etwas aufwerten (Tab. 12). Diese Nahrungsmittelkombination kann als Fleischaspik oder als Brötchen belegt mit Fleisch und Aspikwürfeln Verwendung finden.

Fisch, Fischerzeugnisse

Biologische Wertigkeit 87 (Thunfisch)

Fisch und Fischerzeugnisse werden ausschließlich als EWE berechnet (Tab. 11).

Fisch und Fischerzeugnisse sind mit Ausnahme von Aal, Karpfen und Matjesfilet besonders fettarme Eiweißträger.

Mit ihrem Cholesterin- und Mineralstoffgehalt sind sie dem Fleisch ähnlich.

Hervorgehoben werden soll die günstige Fettsäurezusammensetzung von Lachsöl.

Der besonders hohe Cholesteringehalt von Kaviar.

Meeresfrüchte (Austern, Krabben, Hummer, Krebse, Muscheln)

Sie werden ausnahmslos als EWE berechnet. Sie fallen durch ihren hohen Cholesteringehalt auf, der sie von einem Verzehr bei Fettstoffwechselstörungen ausschließt.

Getreide, Getreideerzeugnisse

(Weizen, Roggen, Gerste, Hafer, Hirse, Dinkel, Buchweizen, Mais, Reis)

Getreide enthält ein biologisch nicht sonderlich hochwertiges Eiweiß bei einem *beachtlichen Eiweißgehalt.* In der modernen Nierendiätetik, die eine selektive Eiweißaufnahme empfiehlt (überwiegend biologisch hochwertiges Eiweiß), werden Getreideerzeugisse durch spezielle, für eine eiweißarme Diät hergestellte eiweißarme Erzeugnisse ersetzt, durch eiweißarmes Brot, Gebäck, Kuchen, Zwieback, Teigwaren und Mehl (Tab. 14). Bei ihrer Verwendung gelingt es, die Aufnahme von biologisch nicht hochwertigem Eiweiß sehr klein zu halten. Eiweißarme Erzeugnisse können unberechnet nach Appetit und Sättigung verzehrt werden.

Stärkemehle (Maizena, Reisstärke, Puddingpulver, auch Kartoffelstärke)

sind Erzeugnisse, die 82–85% Kohlenhydrate und nur Spuren von Eiweiß und Fett enthalten. Sie können unberechnet verwendet werden z. B. zur Herstellung von Pudding, zum Einmachen von Gemüse, Stauben von Soßen.

Nahrungsmittelkombinationen mit Getreideerzeugnissen

Getreideeiweiß läßt sich gut mit Eiereiweiß oder Milcheiweiß aufwerten.

Weizen, Weizenerzeugnisse + Vollei	= *biologische Wertigkeit* von 118
Weizen, Weizenerzeugnisse + Milch, Milcherzeugnisse	= *biologische Wertigkeit* von 110
Mais + Vollei	= *biologische Wertigkeit* von 114
Reis + Vollei	= *biologische Wertigkeit* von 106
Roggen, Roggenerzeugnisse + Milch, Milcherzeugnisse	= *biologische Wertigkeit* von 100

Diese Nahrungsmittelkombinationen besitzen mehrere Vorteile:

- eine hohe biologische Wertigkeit,
- eine gute Verwendbarkeit in der Küche,
- die Möglichkeit, normales Brot und Teigwaren zu verzehren und
- als Ballaststoff- und Vitaminlieferanten erwünschte Vollkornerzeugnisse in den Speiseplan miteinbeziehen zu können.

Beachten:

- Die Mengenverhältnisse der Nahrungsmittelkombinationen – die kombinierten Nahrungsmittel müssen gleichzeitig verzehrt werden.
- Der Kaliumgehalt von Milch und Getreideerzeugnissen ist besonders bei Milch und Vollkorngetreideerzeugnissen relativ hoch (Tab. 12).

- Der Natriumgehalt liegt bei der Verwendung von gesalzenen Getreideerzeugnissen ebenfalls relativ hoch (Tab. 12).
- Nahrungsmittelkombinationen mit Milch und Käse liefern beachtliche Mengen an Kalzium bei einem günstigen Verhältnis zum Phosphorgehalt.

Gemüse, Pilze

Diese Nahrungsmittelgruppe enthält mit wenigen Ausnahmen sehr mäßige Mengen nicht hochwertigen Eiweißes. Bei Verzehr von normalen Gemüsemengen, etwa 2 Mahlzeiten mit je 150–200 g Gemüse oder Pilzen am Tag, können das Gemüse und die Pilze, die in Tabelle 13 zusammengefaßt sind, in bezug auf ihren Eiweißgehalt unberechnet verzehrt werden.

Gemüse liefert hauptsächlich *langsam verdauliche Kohlenhydrate* – Ballaststoffe –, die zur Regulierung des Stuhlganges notwendig sind. Der Anteil an Wasser beträgt 80–95%. Die große Masse sättigt gut. Den größten ernährungsphysiologischen Wert hat Gemüse, wenn es roh verzehrt wird.

Der *Natriumgehalt* von Gemüse ist unbedeutend. Aufmerksam gemacht wird auf den oft beträchtlichen Natrium-(Kochsalz-)Gehalt von Gemüsefertiggerichten (tiefgekühlte Fertiggerichte, Fertiggerichte in Dosen, Gläsern), von Gemüsekonserven (Dosen, Gläser), von würzenden Zutaten auf Gemüsebasis wie Tomatenketchup oder Tomatenmark in Tuben oder Dosen. Tiefgekühlte Gemüse-Halbfertigware wird ohne Kochsalzzusatz tiefgekühlt, ist also natriumarm.

Gemüse (und Obst und Kartoffeln) sind unsere *größten Kaliumlieferanten.* Eine Störung im Kaliumhaushalt bei Nierenerkrankungen läßt sich mit Hilfe eines gezielten Gemüse-, Obst-, Kartoffelverzehrs gut ausgleichen.

- Bei Kaliumverlust – Kaliumwerte im Serum unter dem Normwert – Hypokaliämie – wird eine reichliche Kaliumaufnahme mit der Nahrung durch reichlichen Gemüse-, Obst-, Kartoffelverzehr, besonders von kaliumreichen Sorten als Unterstützung der medikamentösen Maßnahme empfohlen.

- Bei mangelnder Kaliumausscheidung – Ansteigen der Kaliumwerte im Blut – Hyperkaliämie – wird eine Einschränkung der Kaliumaufnahme empfohlen (s. Seite 40). Die Kaliumaufnahme kann gut über den Gemüse-, Obst-, Kartoffelverzehr reguliert werden. Die Kaliumaufnahme mit den notwendigen Eiweißträgern, die gegeben ist, wird ergänzt durch so viel an Gemüse, Obst oder Kartoffeln, daß die empfohlene Kaliummenge im Tag nicht überschritten wird (s. Seite 42).

Zur Vereinfachung der Kaliumberechnung der Diät wurde die Kaliumeinheit (KE) geschaffen (s. Seite 42). Gemüse und Obst, die auf Grund ihres niedrigen Eiweißgehaltes verzehrt werden können, wurden in Tabelle 13 zusammengefaßt.

1 KE ist die Gemüse-, Obstmenge die 5 mmol Kalium liefert.

Die Auswahl der Gemüse-, Obstsorte bleibt dem Patienten, seiner Vorliebe oder Abneigung sowie seiner Sättigung überlassen.

Der Austausch von Obst, Gemüse, Pilzen oder Kartoffeln untereinander wird durch die Verwendung der KE vereinfacht.

Z. B. Austausch:

3 KE (15 mmol) Kohlrüben – 225 g Kohlrüben – gegen 3 KE (15 mmol) Obst (z. B. 210 g Kiwi) oder gegen 3 KE (15 mmol) Pilze (z. B. 150 g Champignons).

Bei großem Hunger oder großer Kaliumeinschränkung, wenn die Wahl von Gemüse mit geringem Kaliumgehalt (und großer Menge) zur Sättigung nicht mehr ausreicht, können den Kaliumgehalt vermindernde Maßnahmen angewandt werden, wie z. B. Auslaugen usw. (s. Seite 43). Der Kaliumgehalt von Gemüse, Obst oder Kartoffeln kann damit bis auf ⅓ seines Ausgangswertes gesenkt werden. Natürlich leidet darunter die Güte des Gerichtes. Geschmacksverbessernd wirken Anrösten, dunkle Einbrenn oder würzen mit Speck, Kräutern, saurem Rahm.

Der *Kalzium-Phosphorgehalt* von Gemüse ist unterschiedlich. Eine Übersicht über den Kalzium-Phosphorgehalt pro Kaliumeinheit gibt die Tabelle 13. Günstige Gemüse mit hohem Kalzium- und niedrigem Phosphorgehalt sind Blaukraut, Broccoli, Endiviensalat, Fenchel, Kohlrüben, Kopfsalat, Porree, Radieschen, Rettich, Rhabarber, Schnittbohnen, Spinat, Weißkraut. Einen eher ungünstigen niedrigen Kalzium- und hohen Phosphorgehalt haben Champignons, Eierschwammerln, Steinpilze, Zuckermais.

Kartoffel, Kartoffelprodukte

Biologische Wertigkeit 98

Kartoffeleiweiß hat eine *hohe biologische Wertigkeit.* Kartoffeln enthalten aber nur eine geringe Menge Eiweiß (2 g in 100 g Kartoffeln) 1 Portion Kartoffeln kann anstatt 1 Portion Gemüse ohne Anrechnung des Eiweißgehaltes verwendet werden.

Kartoffeln liefern hauptsächlich *Kohlenhydrate.*

Der *Natriumgehalt* von Kartoffeln ist unbedeutend; er kann unberücksichtigt bleiben.

Der *Kaliumgehalt* von Kartoffeln ist besonders hoch. 1 KE Kartoffel – 50 g.

Er läßt sich durch Auslaugen (s. Seite 43) auf ⅓ des Ausgangswertes vermindern. Bei Hyperkaliämie ist es schwierig, Kartoffeln wegen ihres hohen Kaliumgehaltes zur Ernährung zu verwenden.

Der *Kalzium-Phosphorgehalt* von Kartoffeln ist nicht sonderlich hoch. Kartoffeln liefern aber deutlich mehr Phosphor als Kalzium.

Nahrungsmittelkombinationen mit Kartoffeln

Kartoffeleiweiß läßt sich ausgezeichnet mit Eier-Eiweiß aufwerten! Kartoffeleiweiß, kombiniert mit Eier-Eiweiß in einem bestimmten Mischungsverhältnis, liefert die höchste biologische Wertigkeit, die zur Zeit erreichbar ist: 136. Auf dieser Basis wurde die Kartoffel-Ei-Diät entwickelt, die eine Einschränkung der täglichen Eiweißmenge auf ein Minimum von 0,3 pro kg KG ermöglicht. Ein Nachteil dieser Nahrungsmittelkombination ist ihr großer Kaliumgehalt.

Etwas aufwerten läßt sich Milcheiweiß durch gleichzeitige Verwendung von Kartoffeleiweiß auf eine Wertigkeit von 92 (Tab. 12).

Obst, Obsterzeugnisse

Obst enthält sehr mäßige Mengen nicht hochwertigen Eiweißes. Der *Eiweißgehalt* von Obst wird nicht berechnet. Ein Verzehr von 2 Portionen von je 150–200 g pro Tag sind ohne Eiweißanrechnung möglich. Obst liefert v. a. Kohlenhydrate, Ballaststoffe, Wasser. Der Verzehr ist günstig zur Stuhlregulierung.

Der *Natriumgehalt* von Obst ist unbedeutend.

Der *Kaliumgehalt* von Obst wird bei Störung im Kaliumhaushalt berechnet (Tab. 13); siehe Gemüse.

Der *Kalzium-Phosphorgehalt* von Obst ist pro KE der Tabelle 13 zu entnehmen. Ein besonders günstiges Verhältnis von Kalzium : Phosphor haben Feigen, Heidelbeeren, Kiwi, Orangen, Preiselbeeren.

Bei Obstsäften (und Gemüsesäften) ist die Flüssigkeitsaufnahme (eventuell auch die Kaliumaufnahme) damit zu berücksichtigen.

Hülsenfrüchte, Nüsse

Diese liefern erhebliche Mengen nicht hochwertiges Eiweiß und reichlich Kalium. Sie sind zur Ernährung nicht unbedingt erforderlich. Sie sollen nicht verwendet werden.

Die Sojabohne hat ein Eiweiß mit der biologischen Wertigkeit von 86, sie liegt also mit ihrer Wertigkeit hinter Ei-, Fleisch-, Milch-, Fischeiweiß.

Getränke

Ausschlaggebend für die Verwendung von Getränken ist in erster Linie die Menge an Flüssigkeit, die getrunken werden darf bzw. soll (nach Flüssigkeitsbilanz).

Beachten:

- Eine *Eiweißaufnahme* mit Milchgetränken.
- Die Aufnahme von *Mineralstoffen* (Natrium, Kalzium, Phosphor, Magnesium) mit Mineralwässern. Durch eine gezielte Verwendung von Mineralwässern ist eine Einflußnahme auf den Mineralhaushalt möglich (Tab. 15).
- Den *Alkoholgehalt* alkoholischer Getränke. Auch der Kaliumgehalt alkoholischer Getränke ist bei Konsum größerer Mengen, z. B. von Wein oder Most nicht unbedeutend (Tab. 13).
- Den *Kaliumgehalt* von Gemüse- oder Obstsäften.

Süßwaren, Süßspeisen

Können bei unbedeutendem Eiweißgehalt gut zur Kalorienanreicherung herangezogen werden (Tab. 16). Zu beachten ist auch der Kaliumgehalt (Tab. 12). Sehr süße Speisen lösen vermehrt Durst aus.

Gewürze

Alle Küchenkräuter, alle Küchengewürze können verwendet werden. Scharfe Gewürze lösen vermehrt Durst aus.

Nahrungsmittel und Würzen, die nicht verwendet werden sollen Seite 37.

Kochsalzersatzmittel Seite 37.

TABELLEN

TABELLE 11

Eiweiß-Austauschtabelle von Nahrungsmitteln mit hoher biologischer Wertigkeit sowie Mineralstoff- und Kaloriengehalt pro EWE Nahrungsmittel

Zur Berechnung der Diät in Gramm Eiweiß

oder in EWE

1 EWE (Eiweißeinheit) ist die Nahrungsmittelmenge, die 7 g biologisch hochwertiges Eiweiß enthält.

g EW	sind enthalten in 100 g	biolog. Wertigkeit (BW)	**1 EWE entsprechen g** Nahrungsmittel oder Speise	**1 EWE enthält** K mmol	Na mmol	Ca mg	P mg	Kalorien
12,9	Vollei (ohne Schale)	100	55	2,0	3,0	32	121	87
16,1	Eidotter		44	1,5	0,9	62	250	155
11,1	Eiklar		64	2,5	4,7	7	13	30
7,0	1 Stück Ei (65 g m. Schale)		1 Stk.	2,0	3,0	31	115	84
3,5	1 Eidotter (22 g o. Schale)		2 Eidotter	1,5	0,9	54	216	136
3,5	1 Eiklar (33 g o. Schale)		2 Eiklar	2,5	4,7	8	14	32
20,0	Rindfleisch i. Durchschnitt	91	35	2,5	1,2	4	55	60
19,7	Rindsleber		35	2,0	1,7	2	36	123
19,7	Rindsmilz		35	2,4	1,9	2	35	120
20,0	Kalbfleisch i. Durchschnitt		35	2,5	2,3	4	70	40
17,2	Kalbsbries		40	3,9	1,4	0	48	40
15,9	Kalbsherz		50	3,1	2,8	8	90	57
9,8	Kalbshirn		70	4,7	5,2	8	245	77
19,2	Kalbsleber		35	2,5	1,3	3	105	45
16,7	Kalbsniere		40	2,9	3,4	4	104	51
17,1	Kalbszunge, grün		40	2,0	1,4	3	76	51
14,0	Schweinefleisch, fett		50	2,0	1,4	0	27	192
17,2	Schweinefleisch, mittelfett		40	2,9	1,2	3	64	100
17,3	Hammelfleisch, mittelfett		40	3,7	2,2	4	80	56
20,6	Brathuhn		35	2,2	1,4	4	70	45
18,1	Ente		40	2,9	1,4	4	74	90
22,1	Hühnerleber		30	1,6	0,8	5	96	40
15,7	Gans		45	4,7	1,6	5	82	153
19,2	Truthahn		35	2,6	0,9	8	78	74
12,5	Bratwurst		55	2,8	17,2	3	104	187
13,1	Frankfurter Würstchen		50	2,3	16,9	7	53	136
13,0	Knackwurst		55	2,9	18,2	7	79	193
12,5	Leberkäse		55	4,4	14,3	3	95	176
13,2	Leberpastete		50	1,8	17,6	5	95	157

TABELLE 11: **Fortsetzung**

g EW	sind enthalten in *100 g*	biolog. *Wertigkeit (BW)*	***1 EWE entsprechen** g Nahrungsmittel oder Speise*	***1 EWE enthält*** *K mmol*	*Na mmol*	*Ca mg*	*P mg*	*Kalorien*
12,4	*Leberwurst*		*55*	*1,9*	*19,3*	*20*	*84*	*231*
11,9	*Mettwurst*		*55*	*2,9*	*26,0*	*7*	*88*	*250*
12,4	*Mortadella*		*55*	*2,9*	*15,9*	*22*	*78*	*189*
17,8	*Salami*		*40*	*2,0*	*21,8*	*14*	*66*	*207*
19,5	*Schinken, gekocht*		*35*	*2,3*	*13,3*	*3*	*60*	*67*
16,9	*Schinken, geräuchert*		*40*	*2,1*	*20,1*	*4*	*60*	*132*
15,0	*Aal, frisch*		*50*	*2,7*	*1,4*	*8*	*111*	*140*
19,1	*Forelle*		*35*	*4,0*	*0,5*	*6*	*84*	*35*
17,1	*Scholle*		*40*	*3,1*	*1,8*	*24*	*78*	*30*
17,9	*Aal, geräuchert*		*40*	*2,4*	*10,7*	*8*	*100*	*123*
21,8	*Bückling, geräuchert*		*30*	*2,1*	*2,0*	*9*	*76*	*67*
16,5	*Hering, mariniert*		*45*	*0,8*	*19,9*	*17*	*67*	*94*
21,1	*Lachs in Dosen*		*35*	*2,6*	*8,1*	*64*	*110*	*59*
20,0	*Ölsarinen, ganzer Inhalt*		*35*	*4,8*	*7,6*	*124*	*157*	*105*
21,3	*Schillerlocken*		*35*	*2,0*	*10,0*	*6*	*80*	*105*
23,8	*Thunfisch in Öl*	*87*	*30*	*2,5*	*4,7*	*2*	*87*	*84*
9,0	*Austern*		*80*	*3,6*	*9,9*	*64*	*125*	*37*
15,9	*Hummer*		*45*	*2,5*	*5,1*	*26*	*105*	*36*
14,0	*Kaviarersatz*		*50*	*1,2*	*45,5*	*25*	*150*	*57*
18,7	*Krabben, frisch, tiefgek.*		*40*	*2,3*	*4,3*	*18*	*88*	*34*
9,8	*Muscheln, frisch*		*70*	*5,5*	*8,0*	*56*	*175*	*35*
3,3	*Vollmilch, 3,6% Fett*	*88*	*220*	*8,6*	*4,6*	*264*	*202*	*140*
3,5	*Buttermilch 1% Fett*		*200*	*7,4*	*4,9*	*218*	*180*	*70*
3,3	*Joghurt, 3,6% Fett*		*220*	*8,6*	*4,6*	*264*	*202*	*132*
3,1	*Kaffeeobers, 10% Fett*		*220*	*7,2*	*4,1*	*222*	*187*	*270*
6,5	*Kondensmilch, 7,5% Fett*		*110*	*8,8*	*4,3*	*266*	*207*	*146*
3,3	*Saure Milch*		*220*	*8,6*	*4,6*	*264*	*202*	*132*
12,3	*Frischkäse, gekörnt 20% Fett*		*60*	*1,3*	*6,0*	*48*	*90*	*61*
11,3	*Gervais, 60% F. i. T.*		*65*	*1,5*	*10,5*	*52*	*89*	*214*
13,5	*Magertopfen, 10% F. i. T.*		*55*	*1,3*	*0,9*	*40*	*88*	*38*
12,5	*Topfen, 20% F. i. T.*		*60*	*1,2*	*0,9*	*52*	*99*	*66*
11,1	*Topfen, 40% F. i. T.*		*65*	*1,4*	*1,0*	*60*	*158*	*104*
17,9	*Camembert, 60% F. i. T.*		*40*	*1,1*	*16,4*	*160*	*124*	*151*
24,8	*Edamerkäse, 30% F. i. T.*		*30*	*0,5*	*10,4*	*240*	*171*	*75*
21,1	*Edelpilzkäse, 50% F. i. T.*		*35*	*1,2*	*22,0*	*184*	*121*	*123*
28,7	*Emmentalerkäse, 45% F. i. T.*		*25*	*0,7*	*5,2*	*255*	*157*	*95*
25,5	*Goudakäse, 45% F. i. T.*		*30*	*0,5*	*11,3*	*246*	*132*	*109*
14,4	*Schmelzkäse, 45% F. i. T.*		*50*	*0,8*	*27,4*	*273*	*472*	*135*
14,0	*Schmelzkäse, 60% F. i. T.*		*50*	*0,8*	*27,0*	*275*	*460*	*189*

Unterlage: Minimalbedarf an Eiweiß aus Nahrungsmitteln und biologische Wertigkeit. E. Kofranyi und Mitarbeiter, Max Planck-Institut für Ernährungsphysiologie. Die große GU Nährwerttabelle, Gräfe und Unzer Verlag 1990/91

TABELLE 12

Eiweiß-Austauschtabelle von Nahrungsmittelkombinationen mit hoher biologischer Wertigkeit sowie Mineralstoff- und Kaloriengehalt pro EWE Nahrungsmittelkombination

Die Mengen der miteinander kombinierten Nahrungsmittel müssen unbedingt ***eingehalten werden*** *und zur selben Mahlzeit* ***verzehrt werden.***

biolog. Wertigkeit (BW)	**1 EWE entsprechen** Nahrungsmittel g	und Nahrungsmittel g	**1 EWE enthält** K mmol	Na mmol	Ca mg	P mg	Kalorien
136	20 Vollei	+ 225 Kartoffeln	25,7	1,3	26	98	188
122	38 Vollei	+ 60 Vollmilch 3,6% Fett	3,7	3,2	93	139	97
		+ 65 Kaffeeobers, 10% Fett	3,4	3,2	86	138	138
		+ 70 saurer Rahm, 15% Fett	3,8	3,5	91	140	185
		+ 90 Obers, 36% Fett	3,7	3,2	88	137	370
		+ 15 Topfen, 20% Fett	1,6	2,2	34	108	75
		+ 20 Topfen, 40% Fett	1,7	2,2	41	124	94
		+ 20 Gervais, 60% Fett	1,8	5,5	36	112	129
		+ 8 Edamerkäse, 30% Fett	1,4	4,2	71	114	85
118	36 Vollei	+ 22 Weizenmehl	1,8	1,9	23	98	129
		+ 22 Weizengrieß	1,8	1,9	23	98	129
		+ 6 Weizenkeime	2,7	1,9	23	145	72
		+ 28 Semmel, gesalzen	2,0	8,8	27	109	132
		+ 30 Grahamweckerl, ges.	3,3	6,8	38	158	119
		+ 45 Blätterteig, tiefgek.	1,8	1,9	23	98	225
		+ 42 Strudelteig	1,8	1,9	23	98	129
		+ 20 eifreie Teigwaren	1,8	1,9	24	111	129
114	48 Vollei	+ 10 Maisgrieß	1,7	2,3	25	107	104
110	16 Weizenmehl oder Weizengrieß	+ 160 Milch, Joghurt saure Milch, 3,6% Fett	6,9	3,7	193	160	151
		+ 150 Buttermilch, 1% Fett	5,9	3,5	165	148	101
		+ 170 Kaffeeobers, 10% Fett	6,0	2,9	171	157	258
		+ 180 saurer Rahm, 15% Fett	6,8	4,0	181	157	385
		+ 40 Topfen, 20% Fett	1,2	0,6	36	79	95
		+ 45 Topfen, 40% Fett	1,3	0,6	43	97	121
		+ 45 Gervais, 60% Fett	1,4	7,3	37	75	197
		+ 30 Camembert, 60% Fett	1,1	12,0	121	106	162
		+ 20 Edamer, 30% Fett	0,7	5,5	134	93	139
		+ 25 Edelpilzkäse, 50% Fett	0,9	16,0	132	103	137
		+ 18 Emmentaler, 45% Fett	0,8	3,4	185	127	119
		+ 35 Schmelzkäse, 45% Fett	0,9	18,9	190	343	143
	21 Semmel oder Weißbrot, ges.	+ 160 Vollmilch, Joghurt, saure Milch, 3,6% Fett	7,0	7,9	197	169	153
		+ 150 Buttermilch, 1% Fett	6,0	8,2	169	157	103
		+ 170 Kaffeeobers, 10% Fett	5,9	7,7	175	166	260
		+ 180 saurer Rahm, 15% Fett	7,0	8,7	185	166	387
		+ 40 Topfen, 20% Fett	1,4	5,4	38	88	97
		+ 45 Topfen, 40% Fett	1,4	5,4	47	106	123
		+ 45 Gervais, 60% Fett	1,6	11,9	41	84	199

TABELLE 12: **Fortsetzung**

biolog. Wertig-keit (BW)	1 EWE entsprechen Nahrungsmittel g	und	Nahrungsmittel g	1 EWE enthält K mmol	Na mmol	Ca mg	P mg	Kalo-rien
		+	30 Camembert, 60% Fett	1,3	16,8	125	115	164
		+	20 Edamerkäse, 30% Fett	0,9	10,1	138	102	141
		+	25 Edelpilzkäse, 50% Fett	1,1	20,9	136	112	139
		+	18 Emmentaler, 45% Fett	1,0	8,1	189	136	121
		+	35 Schmelzkäse, 45% Fett	1,1	23,7	194	352	145
	22 Grahamweckerl	+	160 Milch, Joghurt saure Milch, 3,6% Fett	8,0	6,8	205	204	146
			150 Buttermilch, 1% Fett	6,9	7,3	177	192	96
			170 Kaffeeobers, 10% Fett	7,0	6,7	183	201	253
			180 saurer Rahm, 15% Fett	7,9	7,7	193	201	380
			40 Topfen, 20% Fett	2,3	4,2	48	123	89
			45 Topfen, 40% Fett	2,4	4,2	55	141	116
			45 Gervais, 60% Fett	2,5	10,8	49	119	192
			30 Camembert, 60% Fett	2,2	15,6	133	150	157
			20 Edamerkäse, 30% Fett	1,8	9,1	146	137	134
			18 Emmentaler, 45% Fett	2,9	7,0	197	171	114
			35 Schmelzkäse, 45% Fett	2,0	22,5	202	387	138
	13 eifreie Teigwaren	+	160 Milch, Joghurt, saure Milch, 3,6% Fett	6,9	3,2	192	166	148
			170 Kaffeeobers, 10% Fett	6,0	2,9	170	163	255
			40 Topfen, 20% Fett	1,2	0,6	35	85	91
			45 Topfen, 40% Fett	1,3	0,6	42	103	118
			45 Gervais, 60% Fett	1,4	7,1	36	81	194
			30 Camembert, 60% Fett	1,1	12,2	120	112	159
			20 Edamerkäse, 30% Fett	0,7	5,5	133	99	136
			25 Edelpilzkäse, 50% Fett	0,9	16,0	131	109	134
			18 Emmentaler, 45% Fett	0,8	3,4	184	133	116
	35 Blätterteig, tiefgekühlt		160 Milch, Joghurt, saure Milch, 3,6% Fett	6,9	3,2	193	160	233
			170 Kaffeeobers, 10% Fett	6,0	2,9	171	157	340
			40 Topfen, 20% Fett	1,2	0,6	36	79	176
			45 Topfen, 40% Fett	1,3	0,6	43	97	208
			45 Gervais, 40% Fett	1,4	7,1	37	75	279
			30 Camembert, 60% Fett	1,1	12,2	121	106	244
			20 Edamerkäse, 30% Fett	0,7	5,5	134	93	221
			25 Edelpilzkäse, 50% Fett	0,9	16,0	132	103	219
			18 Emmentalerkäse,45%F.	0,8	3,4	185	127	201
	32 Strudelteig	+	160 Milch, Joghurt. saure Milch, 3,6% Fett	6,9	3,2	193	160	151
		+	170 Kaffeeobers, 10% Fett	6,0	2,9	171	157	258
		+	45 Topfen, 40% Fett	1,3	0,6	43	97	121
		+	30 Camembert, 60% Fett	1,2	12,2	121	106	162
		+	20 Edamerkäse, 30% Fett	0,7	5,5	134	93	139
108	20 Vollei	+	20 weiße Bohnen	7,2	1,0	31	130	89

TABELLE 12: **Fortsetzung**

biolog. Wertigkeit (BW)	1 EWE entsprechen Nahrungsmittel g	und	Nahrungsmittel g	1 EWE enthält K mmol	Na mmol	Ca mg	P mg	Kalorien
106	32 Vollei	+	40 Reis	2,3	1,7	18	112	186
100	42 Roggenmischbrot	+	125 Milch, Joghurt, saure Milch, 3,6% Fett	6,7	11,8	169	189	170
		+	120 Buttermilch, 1% Fett	6,2	12,2	138	182	132
		+	130 Kaffeeobers, 10% Fett	6,1	11,6	139	182	248
		+	130 saurer Rahm, 15% Fett	6,4	12,2	141	176	324
		+	25 Topfen, 20% Fett	2,3	9,6	30	115	117
		+	35 Topfen, 40% Fett	2,5	9,6	41	139	146
		+	35 Gervais, 60% Fett	2,6	14,7	36	122	205
		+	15 Edamerkäse, 30% Fett	2,1	13,4	109	134	142
	40 Roggenvollkornbrot	+	125 Milch, Joghurt, saure Milch, 3,6% Fett	7,8	11,6	176	203	160
		+	120 Buttermilch, 1% Fett	7,2	11,8	145	196	122
		+	130 Kaffeeobers, 10% Fett	7,1	11,4	146	196	238
		+	130 saurer Rahm, 15% Fett	7,5	11,9	148	190	314
		+	25 Topfen, 20% Fett	3,4	9,3	37	129	107
		+	35 Topfen, 40% Fett	3,6	9,4	48	153	136
		+	35 Gervais, 60% Fett	3,7	14,5	43	136	195
		+	15 Edamerkäse, 30% Fett	3,1	13,2	116	148	132
98	30 Rindfleisch	+	15 Trockengelatine	2,6	1,9			80
92	105 Milch, 3,6% Fett	+	175 Kartoffeln	21,4	2,2	141	170	187

Unterlage: Minimalbedarf an Eiweiß aus Nahrungsmitteln und biologische Wertigkeit, E. Kofranyi und Mitarbeiter, Max Planck-Inst. für Ernährungsphysiologie, Die große GU Nährwerttabelle, Gräfe und Unzer Verlag 1990/91.

TABELLE 13

Kalium-Austauschtabelle von Nahrungsmitteln sowie Eiweiß-, Mineralstoff- und Kaloriengehalt pro KE Nahrungsmittel

Zur Berechnung der Diät in Millimol (mmol) Kalium

oder mit KE

1 KE (Kaliumeinheit) ist die Nahrungsmittelmenge, die 5 mmol Kalium enthält.

mmol K	sind enthalten in 100 g	**1 KE entsprechen** g Nahrungsmittel	**1 KE enthält** Ew g	Na mmol	Ca mg	P mg	Kalorien
A Angabe für rohes, eßfertig geputztes Gemüse, für Gemüsezubereitung mit vollständiger Verwendung der Zubereitungsflüssigkeit (keine Auslaugverluste)							
8,7	Artischocke	60	1,6	1,0	31	78	30
6,0	Aubergine (Melanzane)	90	1,3	–	10	18	18
6,8	Blaukraut	75	1,1	–	28	24	15
10,2	Broccoli	50	2,0	–	56	39	50
10,4	Champignons	50	1,2	–	5	60	7
5,0	Chinakohl	100	1,1	–	40	30	11
12,6	Eierschwammerln	40	0,6	–	3	16	9
8,8	Endiviensalat	60	1,0	1,3	40	32	7
13,0	Fenchel	40	0,9	1,2	43	20	14
3,6	Gurke	140	0,8	0,4	19	31	18
7,2	Karotten	70	0,7	1,7	25	25	23
7,7	Karfiol	65	1,8	–	14	48	20
10,0	Kartoffeln mit Schale gekocht	50	0,9	–	6	22	35
6,8	Kohl	75	3,0	–	36	52	24
5,8	Kohlrüben	85	1,0	–	40	35	29
9,7	Kohlsprossen	55	2,2	–	19	46	20
5,7	Kopfsalat	90	1,0	–	33	27	9
14,7	Kren	35	0,9	–	36	22	26
9,5	Kürbis	55	0,6	–	11	24	13
5,4	Paprikafrüchte	95	1,0	–	9	24	19
6,7	Porree	75	1,4	–	90	25	19
6,5	Radieschen	75	0,7	–	26	21	9
10,7	Rapunzel (Vogerlsalat)	45	0,8	–	12	14	5
8,3	Rettich	60	0,6	–	31	14	6
7,3	Rhabarber	65	0,3	–	36	16	7
8,3	Rote Rüben	60	0,8	1,6	17	26	24
6,0	Schnittbohnen (Fisolen)	90	2,1	–	50	39	31
8,0	Schwarzwurzeln	65	1,1	–	37	49	9
8,2	Sellerie	60	0,9	1,9	22	43	22
5,5	Spargel	95	1,5	–	21	45	6
15,8	Spinat	30	0,6	–	37	15	4
12,1	Steinpilz	40	1,1	–	9	45	13
7,6	Tomaten	65	0,6	–	8	17	11
29,0	Tomatenmark, gesalzen	18	0,4	4,6	12	5	8
5,8	Weißkraut	85	1,1	–	42	23	18
4,4	Zwiebel	110	1,3	–	30	44	36
5,0	Zucchini	100	1,6	–	30	25	19
7,6	Zuckermais	65	1,8	–	5	75	54
B Angaben für gekochtes Gemüse ohne Mitverwendung des Kochwassers, für konserviertes Gemüse ohne Verwendung der Konservierflüssigkeit, für tiefgekühltes Gemüse.							
6,8	Artischocke	75	1,7	–	39	75	42
3,7	Aubergine	140	1,4	–	16	25	26
4,0	Champignons in Dosen	125	2,6	19,3	23	83	15

TABELLE 13: **Fortsetzung**

mmol K	sind enthalten in 100 g	**1 KE entsprechen** g Nahrungsmittel	**1 KE enthält** Ew g	Na mmol	Ca mg	P mg	Kalorien
3,8	Eierschwammerln in Dosen	140	2,1	9,9	7	46	46
5,4	Karfiol	90	1,8	–	16	36	20
4,5	Karotten	110	1,0	2,4	36	34	33
10,0	Kartoffeln, ohne Schale gek.	50	0,9	–	6	22	35
25,0	Kartoffelchips, ungesalzen	20	1,1	–	10	29	107
23,0	Pommes frites, ungesalzen	22	0,9	–	5	23	50
5,2	Kohl	100	2,2	–	45	40	25
4,1	Kohlrüben	120	1,0	–	46	37	34
6,8	Kohlsprossen	75	5,2	–	40	54	22
3,7	Paprikafrüchte	140	1,4	–	12	24	26
5,2	Rote Rüben	100	1,1	2,1	22	36	25
3,7	Schnittbohnen (Fisolen)	140	2,0	–	70	51	37
3,5	Schnittbohnen in Dosen	145	1,7	17,1	47	34	32
6,5	Schwarzwurzeln	75	0,9	–	39	48	11
6,0	Sellerie	80	1,1	2,1	40	72	16
3,8	Spargel	140	2,1	–	25	53	17
2,6	Spargel in Dosen	200	3,8	30,5	34	76	26
8,1	Spinat	60	1,2	1,1	73	28	7
8,0	Spinat, tiefgekühlt	60	1,2	1,0	72	27	7
5,1	Tomatenmark, tiefgekühlt	100	1,0	–	11	24	20
4,0	Weißkraut	125	1,3	–	55	25	25
4,4	Zuckermais	115	3,0	–	7	102	60
	C Angaben für rohes, eßfertig geputztes Obst ohne Schalen und Kerne, Kompotte mit Kompottsaft, für Obstsäfte						
4,3	Ananas	120	0,4	–	19	10	68
3,6	Äpfel	140	0,4	–	10	15	72
12,5	Avocados	40	0,7	–	4	15	88
9,5	Banane	55	0,5	–	4	14	44
3,2	Birne	160	0,9	–	14	20	73
3,9	Erdbeeren	125	0,9	–	30	31	41
5,4	Feigen	90	1,1	–	48	28	54
4,5	Grapefruit	120	0,7	–	21	18	51
1,8	Heidelbeeren	280	1,8	–	33	27	243
4,2	Himbeeren	115	1,5	–	46	50	36
8,2	Honigmelone	60	0,3	–	3	12	30
3,7	Kakipflaumen	140	0,8	–	14	28	99
5,2	Kirschen	100	1,1	–	20	20	59
7,3	Kiwi	70	0,6	–	28	21	35
5,2	Mandarinen	100	0,6	–	37	19	45
4,7	Mango	110	0,5	–	11	14	61
7,0	Marillen	70	0,7	–	11	15	32
4,7	Orangen	110	1,1	–	46	24	48
6,7	Nektarinen	75	0,6	–	3	18	39
5,1	Pfirsiche	100	0,7	–	8	21	39
2,0	Preiselbeeren	250	1,7	–	35	25	75
5,9	Ribisel, rot	85	0,8	–	24	22	30
3,9	Wassermelone	130	0,8	–	19	19	44
2,8	Weichsel	180	1,9	–	14	21	90
4,5	Weintrauben	110	0,7	–	16	16	80
5,5	Zwetschken	90	0,5	–	12	14	50

TABELLE 13: **Fortsetzung**

mmol K	sind enthalten in 100 g	**1 KE entsprechen** g Nahrungsmittel	**1 KE enthält** Ew g	Na mmol	Ca mg	P mg	Kalorien
2,7	Apfelsaft	190	0,9	–	15	22	65
3,7	Aprikosennektar, 40% Fruchtanteil	140	0,4	–	12	16	84
0,9	Birnennektar, 40% Fruchtanteil	550	1,6	–	16	27	302
3,2	Grapefruitsaft	150	0,9	–	12	19	59
2,2	Himbeersirup	230	–	–	35	33	630
3,8	Orangensaft	140	0,9	–	15	22	65
3,3	Traubensaft	150	0,3	–	18	18	104
3,7	Zitronensaft	140	0,5	–	15	16	49
D Angaben für Kompottfrüchte ohne Verwendung des Kompottsaftes, für tiefgekühltes Obst							
1,8	Ananaskompott	300	1,2	–	36	24	285
2,0	Apfelkompott	250	0,6	–	9	15	210
1,8	Birnenkompott	300	0,9	–	18	24	228
3,9	Erdbeeren, tiefgekühlt	130	1,0	–	30	31	42
1,7	Heidelbeeren, tiefgekühlt	300	2,1	–	30	33	249
4,1	Himbeeren, tiefgekühlt	120	1,4	–	48	52	37
3,2	Kirschenkompott	150	1,1	–	20	20	59
2,5	Mangokompott	200	0,6	–	20	20	164
5,3	Marillenkompott	90	0,5	–	10	14	63
3,2	Pfirsichkompott	150	0,6	–	35	25	104
1,7	Preiselbeerkompott	300	1,5	–	33	24	546
2,9	Zwetschkenkompott	170	0,8	–	17	22	120
E Angaben für Getränke mit einem eventuell beachtenswerten Kaliumgehalt							
0,8	Bier (Schankbier)	700	2,1	–	49	140	196
3,0	Apfelmost	170	+	–	17	11	63
1,7	Bockbier	300	2,1	0,3	12	150	186
2,5	Dessertwein	200	0,2	–	20	20	320
2,5	Frucht-(Dessert-)Wein	200	+	–	20	12	254
2,5	Weißwein	200	+	–	20	20	158
3,0	Rotwein	170	+	–	17	25	125
1,2	Sekt	450	+	–	45	45	373

Unterlage: Die große GU Nährwerttabelle, Gräfe und Unzer Verlag 1990/91.

TABELLE 14

Eiweiß-, Mineralstoff-, Kaloriengehalt von Nahrungsmitteln, die nicht in den Eiweiß-austauschtabellen angeführt sind

Angaben in g für Eiweiß, mmol für Kalium, mg für Kalzium und Phosphor pro 100 g verzehrbarem Nahrungsmittel.

100 g Nahrungsmittel	enthalten				
	Ew. g	K mmol	Ca mg	P mg	Kalorien
saurer Rahm, 15% Fett	2,8	3,6	110	88	185
Schlagobers, 35% Fett	2,2	2,6	75	59	345
Creme fraiche, 40% Fett	2,0	2,6	73	59	375
Fette, Öle	–	–	–	–	750–890
Speck, nicht durchwachsen	2,0	–	–	–	800
Speck, durchwachsen	9,0	5,6	–	108	620
klare Fleischsuppe, verzehrfertig					25
Dinkel (Grünkorn)	11,6	11,0	22	411	320
Gerstengraupen	10,4	4,7	14	189	300
Haferflocken	13,8	9,0	65	405	360
Maisgrieß	8,8	2,0	4	73	340
Maismehl	9,0	7,0	19	260	330
Pop-Corn	12,7	6,0	11	281	365
Reis poliert	7,0	2,5	6	120	345
Roggenmehl	8,0	6,0	22	135	295
Weizenmehl, Weizengrieß	10,8	3,1	17	87	320
Weizenvollkornmehl	11,7	7,2	40	392	305
Weizenkeime	28,0	26,6	53	1100	250
Weizenkleie (Speisekleie)	16,0	35,0	43	1240	150
Stärkemehl (Puddingpulver)	–	–	–	–	345
Roggenmischbrot	7,0	4,6	23	183	225
Roggenschrotbrot	7,5	7,2	43	220	205
Weißbrot	7,5	3,2	58	90	235
Weizenvollkornbrot (Grahambrot)	7,5	6,7	63	265	205
Semmel	8,0	2,8	25	110	255
Semmelbrösel	13,0				350
Knäckebrot	10,0	10,9	55	318	315
Butterkipfl (Blätterteig)	8,0	2,1	56	177	420
Biskuit	8,5	3,6	31	184	405
Butterkeks	8,0	3,4	47	109	420
Germgebäck, einfach	8,5	3,4	35	71	250
Rührkuchen	6,0	2,9	40	116	415
Zwieback, eifrei	10,0	4,0	40	120	380
Corn-Flakes	7,6	3,4	13	59	335
Müsli-Mischung, Trockenprodukt	9,0	10,5	75	140	395
Eierteigwaren	13,0	4,1	27	195	345
eifreie Teigwaren	12,5	4,0	22	165	360
Vollkornteigwaren	15,0	4,1	25	172	340

TABELLE 14: **Fortsetzung**

100 g Nahrungsmittel	enthalten Ew. g	 K mmol	 Ca mg	 P mg	 Kalo- rien
Blätterteig, tiefgekühlt	5,0	–	–	–	375
Plunderteig, tiefgekühlt	20,0	–	–	–	1260
Strudelteig, tiefgekühlt	6,0	–	–	–	330
Gelatine	84,2	–	–	–	335
Bohnen	22,0	32,5	105	430	295
Erbsen	23,0	24,2	51	378	345
Linsen	23,5	20,2	74	412	310
Sojabohnen	36,8	43,7	260	590	450
Sojakäse (Tofu)	7,0			34	76
Sojakeimlinge	3,8	3,9	32	12	26
Sojamehl, halbfett	43,4	50,6	–	244	335
Sojamilch	3,4		21	48	36
Erdnüsse	26,0	19,4	65	410	570
Kastanien	3,4	12,6	33	87	196
Kokosnuß	4,2	9,4	20	94	340
Mandeln	19,0	20,8	252	454	599
Mohn	20,0				480
Leinsamen	24,0				435
Haselnüsse	13,0	15,7	225	330	640
Walnüsse	15,0	14,2	87	410	665
Pistazien	20,8	25,5	130	500	600
Erdnußpaste	26,1	20,0	74	393	610
Sonnenblumenkerne	27,0	18,1	100	618	580
Sesam-Samen	20,0	11,4	783	607	570
Fruchtzuckerln					385
Honig	–	1,0	–	–	325
Kakaopulver	24,0	37,5	190	272	740
Kaugummi					314
Marmelade	–	–	10	15	265
Marzipan	8,0	5,2	90	200	453
Nougat	5,0	3,8	75	125	500
Ovomaltinepulver	13,4	25,8	350	530	402
Schokolade, bitter	5,3	11,0	60	220	505
Vollmilchschokolade	8,0	10,0	245	235	526
Zucker	–	–	–	–	400
Angaben für in Österreich erhältliche eiweißarme Produkte (Bezugsadressen Seite 28)					
Waffelbrot	0,4	7,2		100	385
Dosenbrot	1,3	1,6		36	207
Rite Dosenbrot mit und ohne Salz	0,6	1,0		43	250
Kastanienbrot	1,4	2,1		35	223
eiweißarme Mehlmischung, Hammermühle	0,5	0,5		35	350
eiweißarmer Grieß	0,8	0,5		100	367

TABELLE 14: **Fortsetzung**

100 g Nahrungsmittel	enthalten Ew. g	K mmol	Ca mg	P mg	Kalorien
eiweißarme Semmelbrösel	0,4	7,2		100	385
Backoblaten	0,4	–		–	357
Fertigmehlmischung Fa. Wiechert*)	0,3	–		–	364
Damin eiweißarm Fa. Maizena**)	0,2	0,7		45	350
Buttergebäck	0,4	1,2		170	511
Keks (Plätzchen)	0,3	1,1		240	376
Fruchtwaffeln	0,2	2,5		130	540
Gebäcktaler	0,3	1,4		290	478
Teigwaren (Band-, Spiral-, Fadennudeln, Hörnchen)	0,8	0,5		100	367
Spaghetti, Makkaroni	2,1	1,0		165	371
Spinatnudeln	1,5	2,0		136	370

Symbole: – keine nennenswerten Mengen enthalten,
wenn keine Angaben gemacht sind, sind keine Daten vorhanden.

*) Mehlmischung zur Herstellung von Broten, Fladen, Waffeln, Keksen, Kuchen, Blätterteig.

**) Zur Herstellung von Brot, Gebäck, Teigwaren.

Unterlage: Die große GU Nährwerttabelle, Gräfe und Unzer Verlag 1990/91.
Angaben der Herstellerfirmen (eiweißarme Erzeugnisse), Fa. Iglo Eskimo.

TABELLE 15

Mineralstoffgehalt von Mineral- und Tafelwässern

A Am Etikett der Flasche sind Angaben in mg Mineralstoff pro 1 kg (1 l) Mineralwasser gegeben.

1 l enthält	Na **mg**	K **mg**	Ca mg	Mg mg
Appolinaris	500,0	29,0	95,0	113,0
Gasteiner Tafelwasser	12,0	25,0	20,0	–
Gleichenberger Johannisbrunn	1038,0	–	175,2	111,0
Güssinger Vitaquelle	310,0	14,7	117,0	26,4
Juvina	105,0	18,2	263,5	200,0
Long Life	14,0	12,0	263,0	197,0
Preblauer	526,0	41,0	251,7	55,0
Radenska	551,0	110,0	200,6	92,8
Rogaska	1145,0	12,1	376,0	878,0
Römerquelle	12,8	1,9	149,7	71,5
Vitus-Brunnen	12,0	12,0	68,0	43,0
Vöslauer	10,0	1,7	97,0	40,4
Waldquelle	202,0	16,0	367,0	58,0

B Mit ¼ l Mineral- oder Tafelwasser wird konsumiert

	Na **mmol**	K **mmol**	Ca mg	Mg mg
Appolinaris	4,4	–	23,7	28,3
Gasteiner Tafelwasser	–	–	5,0	–
Gleichenberger Johannisbrunn	11,3	–	43,0	28,0
Güssinger Vitaquelle	3,3	–	29,0	6,0
Juvina	3,5	–	65,0	14,0
Long Life	1,1	–	65,0	50,0
Preblauer	5,6	–	62,0	13,0
Radenska	5,9	–	50,0	23,0
Rogaska	12,3	–	94,4	219,0
Römerquelle	–	–	37,0	17,0
Vitus-Brunnen	–	–	17,0	10,0
Vöslauer Tafelwasser	–	–	24,0	10,0
Waldquelle	2,1	–	91,0	14,0

TABELLE 16

Unberechnet verzehrbare Nahrungsmittel

Nahrungsmittel, die wegen ihres geringen Gehaltes an Eiweiß, Natrium und Kalium unberechnet verzehrt werden können

Butter
Öle
Margarine
Schmalz
eiweißarmes Brot
eiweißarmes Gebäck
eiweißarmer Zwieback
eiweißarme Waffeln
eiweißarme Kekse
eiweißarmes Biskuit
eiweißarmer Kuchen
eiweißarmes Mehl
eiweißarmer Grieß
eiweißarme Teigwaren
Maizena
Kartoffelstärkemehl

Zucker
Honig
Sirup
Dextropur (Traubenzucker)
Milchzucker
Künstliche Süßstoffe
Malto dextrin
edarene

Fruchtzuckerl
Kaugummi
1 kleine Portion Fruchteis
2 Portionen Marmelade
2 Eßl. Schlagobers
1 Portion (200 g) salzfreie Rind- oder Hühnersuppe

Kaffee
Tee
Kräutertee
Sodawasser
Limonaden ohne Fruchtsaftanteil (Fanta, Sprite, Coca Cola)
Einfachbier
bis zu ¼ Weißwein/Tag
Sekt
Kognak
Whisky

TABELLE 17

A) Nahrungsmittel, die nicht verzehrt werden sollen

○ = *hoher Gehalt an biologisch nicht hochwertigem Eiweiß*
× = *hoher Kaliumgehalt (bei Kaliumbeschränkung)*
– = *hoher Kochsalzgehalt*

○ ×	Erdnüsse	× –	Tomatenketchup
○ ×	Haselnüsse	–	eingelegte Oliven
○ ×	Kastanien	×	Orangendicksaft
○ ×	Kokosnuß	×	Dörrobst
○ ×	Mandeln	×	Rosinen
○ ×	Pistazien		
○ ×	Paranüsse	×	Kakao
○ ×	Walnüsse	○ ×	Schokolade
○ ×	Erdnußpaste	–	Fleischextrakt
○	Erbsen	–	Suppen-(Brüh-)Würfel
○ ×	Linsen	–	Fertigsuppen
○ ×	Bohnen	–	Corned beef
○ ×	Sojabohnen		

B) Nahrungsmittel, die nur in Nahrungsmittelkombinationen (hohe biologische Wertigkeit) verzehrt werden sollen

Getreide- und Getreiderzeugnisse wie
Mehle
sonstige Mehlprodukte
Brote
Fein- und Dauerbackwaren
Frühstücksflocken
Teigwaren
Gelatine
Fruttadin

TAGESKOSTPLAN 1: 65–70 g Gesamteiweiß, davon
8 EWE (56 g) biologisch hochwertiges bzw. aufgewertetes Eiweiß

	verwendete eiweißberechnete Nahrungsmittel	EWE	biolog. Wertigkeit der EWE	sonstiges Eiweiß ca. g
1. Frühstück				
Tee mit Milch	80 g Milch			
Brot	42 g Weißbrot	2	110	
Schinkenkäse	60 g Topfen			
Trinkfrucht	10 g Schinken			1,9
	1 Portion (200 g) Trinkfrucht			
2. Frühstück				
Obst	1 Portion (200 g) Obst			1,0
Mittagessen				
Beefsteak	105 g Rindslungenbraten	3	91	
Pommes frites	200 g Kartoffeln			4,0
Fisolengemüse natur	200 g Fisolen			4,0
Jause				
Obst	1 Portion (200 g) Obst			1,0
Abendessen				
Kaiserschmarren	108 g Ei			
Kompott	66 g Mehl	3	118	
	50 g Obers			
	200 g Kompott			1,0

Schinkenkäse

Zutaten:

60 g Topfen
1 Kfl. Obers
10 g Schinken
Kren
Salz

Zubereitung:
Den Topfen mit 1 Kfl. Obers cremig rühren, den ganz feingehackten Schinken, gerissenen Kren und Salz unterrühren.

Kaiserschmarren

Zutaten:

108 g Ei
66 g Mehl
50 g Obers
110 g Wasser
Salz
Zucker
30 g Butter
10 g Rosinen
Staubzucker

Zubereitung:
Eidotter, Mehl, Obers, Wasser, einen Hauch Salz und etwas Zucker verrühren, den steif geschlagenen Eischnee unterheben. Butter in einer Pfanne schmelzen, die Schmarrenmasse einfüllen, bei kleiner Hitze backen, bis die Unterseite hell gebräunt ist. Die Teigplatte mit der Schmarrenschaufel vierteln, vorsichtig umdrehen und die zweite Seite hellbraun backen. Den Schmarren mit 2 Gabeln in große Stücke teilen und fertig backen.

TAGESKOSTPLAN 2: 65–70 g Gesamteiweiß, davon
8 EWE (56 g) biologisch hochwertiges bzw. aufgewertetes Eiweiß

	verwendete eiweißberechnete Nahrungsmittel	EWE	biolog. Wertigkeit der EWE	sonstiges Eiweiß ca. g
1. Frühstück				
Milch	250 g Milch			
Roggenmischbrot	84 g Roggenmischbrot	2	100	
Butter, Honig				
Marmelade				
Orangensaft	200 g Orangensaft			1
2. Frühstück				
Kaffee mit Schlagobers	30 g Schlagobers			
Kipfel	50 g Kipfl			4
Mittagessen				
Kartoffelsuppe	10 g Mehl			
gebratener Eierreis	225 g Kartoffeln		136	
Salatplatte	68 g Ei	2 ½		
	60 g Reis, roh		106	
	200 g Gemüse für Salate			3
Jause				
Obst	1 Portion (200 g) Obst			1
Abendessen				
Joghurt	185 g Joghurt			
Käse	35 g Gervais	3 ½	100	
Krengervais	15 g Edamerkäse			
Roggenvollkornbrot	125 g Roggenvollkornbrot			
Obstsalat	200 g Obst			1

Gebratener Eierreis

Zutaten:

60 g Reis
Salz
68 g Ei
Butter

Zubereitung:

Salzwasser zum Kochen bringen, den Reis einkochen und kernweich kochen, abseihen. Aus Butter, Eiern und Salz eine Eierspeise bereiten, diese mit der Gabel klein zerpflücken, unter den Reis mengen und im Backrohr überbacken.

TAGESKOSTPLAN 3: 65–70 g Gesamteiweiß, davon
8 EWE (56 g) biologisch hochwertiges bzw. aufgewertetes Eiweiß

	verwendete eiweißberechnete Nahrungsmittel	EWE	biolog. Wertigkeit der EWE	sonstiges Eiweiß ca. g
1. Frühstück				
Milchkaffee	160 g Milch			
Topfenkipfel	70 g Blätterteig	2	110	
Marmeladekipfel	40 g Topfen			
Trinkfrucht	150 g Trinkfrucht			1
2. Frühstück				
Obst	1 Portion (200 g) Obst			1
Mittagessen				
Minutengulyas	105 g Lungenbraten	3	91	
Kartoffel	100 g Zwiebel			1
Essiggurkerl	200 g Kartoffeln			4
	Essiggurkerln			
Jause				
Obst	1 Portion (200 g) Obst			1
Abendessen				
Topfennudeln	40 g Nudeln	3	110	
gemischter	120 g Bröseltopfen			
Salat	20 g Speck			
	200 g Gemüse für Salat			3

Topfen-Marmeladekipfel

Zutaten:

70 g Blätterteig, tiefgek.
40 g Topfen
Zucker
Zitronensaft
Rosinen
evtl. Marmelade

Zubereitung:

Den tiefgekühlten Blätterteig in zwei Quadrate oder Rechtecke teilen, mit Topfenfülle oder Marmelade belegen, den Teig über der Fülle zusammenklappen, backen.
Topfenfülle: Den Topfen mit Zucker und Zitronensaft abrühren, einige Rosinen dazu geben.

Minutengulyas

Zutaten:

100 g Zwiebel
Kümmel
Kochfett
Paprika
Salz
Pfefferkörner
Majoran
105 g Rindslungenbraten

Zubereitung:

Die feinnudelig geschnittenen Zwiebeln und Kümmel in Kochfett hellgelb anlaufen lassen, mit Paprika stauben, ganz kurz durchrösten, mit Wasser aufgießen, würzen und etwa 10 Minuten verkochen. Den Gulyassaft evtl. mit einer Mehl-Fett-Einmach leicht binden. Ein Rindslungenbratenschwanzerl ganz dünn schneiden, rasch abbraten und mit dem Gulyassaft servieren.

TAGESKOSTPLAN 4: 60–65 g Gesamteiweiß, davon
7 EWE (49 g) biologisch hochwertiges bzw. aufgewertetes Eiweiß

	verwendete eiweißberechnete Nahrungsmittel	EWE	biolog. Wertigkeit der EWE	sonstiges Eiweiß ca. g
1. Frühstück				
Kakao	160 g Milch	2	118	
Gebäck	50 g Weißbrot		110	
Eiaufstrich	36 g Ei			
	20 g Butter			
2. Frühstück				
Obst	1 Portion (200 g) Obst			1
Mittagessen				
Gebackener Schweinslungenbraten	80 g Schweinslungenbraten	3	91	
Kartoffeln	20 g Ei		136	
Salat	Mehl, Semmelbrösel			1
	225 g Kartoffeln			
	200 g Gemüse für Salat			3
Jause				
Tee				
Kipfel	50 g Kipfel			4
Abendessen				
Apfelstrudel	400 g Äpfel			2
Creme	32 g Strudelteig			
	21 g Semmelbrösel			
	Rosinen	2	110	
	Zucker			
	320 g Milch			
	20 g Puddingpulver			

Eiaufstrich

Zutaten:

20 g Butter
36 g Ei
Salz, Muskat
evtl. Petersilie

Zubereitung:

Butter cremig rühren und mit hartgekochtem, passiertem Ei, Salz, Muskat und evtl. gehackter Petersilie vermengen.

Gebackener Schweinslungenbraten

Zutaten:

80 g Schweinslungenbraten
20 g Ei
Mehl
Semmelbrösel
Salz
Knoblauch

Zubereitung:

½ cm dicke Scheiben vom Schweinslungenbraten mit Salz und Knoblauch würzen, etwas breit drücken und mit Mehl, Ei und Semmelbröseln panieren. Backen.

TAGESKOSTPLAN 5: 60–65 g Gesamteiweiß, davon
7 EWE (49 g) biologisch hochwertiges bzw. aufgewertetes Eiweiß

	verwendete eiweißberechnete Nahrungsmittel	EWE	biolog. Wertigkeit der EWE	sonstiges Eiweiß ca. g
1. Frühstück				
Kaffee mit Schlagobers	50 g Schlagobers			1
Gebäck	50 g Weißbrot			4
Butter, Honig				
Marmelade				
Orangensaft	200 g Orangensaft			1
2. Frühstück				
Saure Milch	250 g Saure Milch	2	100	
Roggenvollkornbrot mit Butter und Schnittlauch	80 g Roggenvollkornbrot			
Mittagessen				
Hühner-Gemüsereis	40 g Reis, roh	3	106	
Salat	70 g Hühnerfleisch		91	
Weinchaudeau	100 g Mischgemüse			
	200 g Gemüse für Salat			2
	32 g Ei			3
Jause				
Obst	1 Portion (200 g) Obst			1
Abendessen				
Tee				
Gebäck	42 g Semmel	2		
Käse	30 g Camembert			
	45 g Gervais			1
Weintrauben	200 g Weintrauben			

Hühner-Gemüsereis

Zutaten:
- 40 g Reis
- 70 g Hühnerfleisch
- 20 g Kochfett
- 100 g Mischgemüse
- Salz
- Majoran oder Petersilie

Zubereitung:
Den Reis wie Teigwaren in reichlich Salzwasser garen, abseihen. Das abgelöste, kleingeschnittene Hühnerfleisch kurz abbraten und mit dem Mischgemüse weichdünsten. Unter den Reis mengen und auf Eßtemperatur bringen.

Weinchaudeau

Zutaten:
- 1 Hühnerei
- 1 Eßl. Zucker
- 3 Eßl. Weißwein

Zubereitung:
Ei, Weißwein und Zucker vermengen und im Wasserbad mit dem Schneebesen dickschaumig aufschlagen.
Gut die Hälfte davon als 1 Portion servieren.

TAGESKOSTPLAN 6: 60–65 g Gesamteiweiß, davon
7 EWE (49 g) biologisch hochwertiges bzw. aufgewertetes Eiweiß

	verwendete eiweißberechnete Nahrungsmittel	EWE	biolog. Wertigkeit der EWE	sonstiges Eiweiß ca. g
1. Frühstück				
Tee mit Milch	80 g Milch	2	110	
Gebäck	42 g Gebäck			
Käse	45 g Camembert			
2. Frühstück				
Obst	1 Portion (200 g) Obst			1
Mittagessen				
Gebratene Scholle	120 g Schollenfilet	3	87	
	Mehl			
Petersilien-kartoffeln	200 g Kartoffeln			4
Salat	100 g grüner Salat			1
Jause				
Obst	1 Portion (200 g) Obst			1
Abendessen				
Semmelknödel		2	118	
Champignonsoß	150 g Champignon			3
	20 g Mehl			2
	1 Eßl. saurer Rahm			

Champignonsoß

Zutaten:
- 150 g Champignons
- Zwiebel
- Petersilie
- Kochfett
- Salz
- 1 Eßl. saurer Rahm

Zubereitung:
Feingehackte Zwiebel und feingehackte Petersilie etwas anrösten, die blättrig geschnittenen Champignons dazugeben, salzen und im eigenen Saft weich dünsten. Mit einer Einmach aus Kochfett und Mehl binden, mit saurem Rahm fertig würzen.

TAGESKOSTPLAN 7: 50–55 g Gesamteiweiß, davon
6 EWE (42 g) biologisch hochwertiges bzw. aufgewertetes Eiweiß

	verwendete eiweißberechnete Nahrungsmittel	EWE	biolog. Wertigkeit der EWE	sonstiges Eiweiß ca. g
1. Frühstück				
Kräutertee	70 g Blätterteig	2	110	
Topfenkipfel	90 g Topfen			
Orangensaft	200 g Orangensaft			1
2. Frühstück				
Obst	1 Portion (200 g) Obst			1
Mittagessen				
Kartoffelpudding	225 g Kartoffeln	2	136	
Spinat	58 g Ei		122	
flambierte	200 g Spinat			4
Banane	60 g Milch			
	10 g Mehl			1
	100 g Banane			1
	30 g Schlagobers			
Jause				
Obst	1 Portion (200 g) Obst			1
Abendessen				
Klare Suppe mit Gemüse	200 g klare Suppe			
Wurst, Käse	100 g Mischgemüse			
Butter	50 g Wurst	1	91	
Brot	35 g Schmelzkäse	1	110	
	71 g Weißbrot			

Kartoffelpudding

Zutaten:

225 g Kartoffeln
20 g Butter
1 Eidotter
1 Eßl. Obers
Salz, Muskat
1 Eiklar

Zubereitung:
Die gekochten Kartoffeln passieren, mit Butter, Eidotter, Obers, Salz, Muskat und steif geschlagenem Eischnee vermengen, in eine befettete Puddingform füllen und im Wasserbad ½ Stunde kochen.

Flambierte Banane

Zutaten:

100 g Banane
20 g Butter
10 g Zucker
2 Eßl. hochprozentiger Alkohol (Rum oder Weinbrand)

Zubereitung:
Die geschälte Banane der Länge nach halbieren. In einer Pfanne Zucker in Butter hell rösten, die Bananenhälften dazu geben und glasig braten. Auf heißem Teller mit Schlagobers anrichten, den im Wasserbad erwärmten Alkohol darüber geben und anzünden.

TAGESKOSTPLAN 8: 50–55 g Gesamteiweiß, davon
6 EWE (42 g) biologisch hochwertiges bzw. aufgewertetes Eiweiß

	verwendete eiweißberechnete Nahrungsmittel	EWE	biolog. Wertigkeit der EWE	sonstiges Eiweiß ca. g
1. Frühstück				
Milchkaffee	80 g Milch	2	110	
Gebäck	41 g Gebäck			
Käse	30 g Emmentaler			
Butter, Honig				
Marmelade				
2. Frühstück				
Obst	1 Portion (200 g) Obst			1
Mittagessen				
Blätterteig-	90 g Blätterteig	2	118	
pastetchen mit	72 g Ei			
Eier-Champignon-	150 g Champignon			3
soß	20 g Mehl			2
Salat	150 g Salat			2
Jause				
Obst	1 Portion (200 g) Obst			1
Abendessen				
Leberwurst	110 g Leberwurst	2	91	
Kartoffeln	200 g Kartoffeln			4
Sauerkraut	200 g Sauerkraut			2

Blätterteigpastetchen mit Eier-Champignonsoß

Zutaten:

- 90 g Blätterteig tiefgek.
- 72 g Ei
- Zwiebel
- Petersilie
- Kochfett
- 150 g Champignons
- 20 g Mehl
- 2 Eßl. saurer Rahm
- Salz
- Muskat
- Pfeffer

Zubereitung:

Aus dem Bätterteig Pastetchen backen, diese heiß mit Eier-Champignonsoß füllen.

Eier-Champignonsoß: Eier hartkochen, grob hacken. Feingeschnittene Zwiebel und gehackte Petersilie in Kochfett hell anrösten, die blättrig geschnittenen Champignons dazu geben, kurz durchrösten, etwas aufgießen und weich dünsten. Die Pilze mit einer Mehleinmach binden und mit Salz, Muskat, Pfeffer und saurem Rahm würzen. Die grob gehackten Eier unter die Soße mengen.

TAGESKOSTPLAN 9: 50–55 g Gesamteiweiß, davon
6 EWE (42 g) biologisch hochwertiges bzw. aufgewertetes Eiweiß

	verwendete eiweißberechnete Nahrungsmittel	EWE	biolog. Wertigkeit der EWE	sonstiges Eiweiß ca. g
1. Frühstück				
Grießbrei	320 g Milch			
Trinkfrucht	32 g Grieß	2	110	
	200 g Trinkfrucht			1
2. Frühstück				
Obst	1 Portion (200 g) Obst			1
Mittagessen				
Paprikahuhn	70 g Hühnerfleisch	2	91	
Hörnchen	10 g Mehl			1
Salat	200 g Gemüse für Salat			3
	50 g Hörnchen			6
Jause				
Obst	1 Portion (200 g) Obst			1
Abendessen				
Gefülltes Ei	72 g Ei			
Grahamweckerl	20 g Butter	2	118	
Spargelsalat	60 g Grahamweckerl			
	200 g Spargel			3
Tee				

Paprikahuhn

Zutaten:

70 g Hühnerfleisch
Zwiebel
Paprika, Majoran
Salz
1 Eßl. Obers

Zubereitung:

Das abgelöste in Stücke geteilte Hühnerfleisch mit feingeschnittener Zwiebel in Kochfett anrösten, mit Paprika stauben, kurz durchrösten, aufgießen und weich dünsten. Mit Salz und Majoran würzen und mit einer Mehleinmach binden. 1 Eßl. Obers unter die Soß mengen.

Gefülltes Ei

Zutaten:

Eier
Butter
Salz, Muskat

Zubereitung:

Hartgekochte Eier der Länge nach halbieren, den Eidotter herausnehmen, passieren, unter die cremig gerührte Butter mengen und mit Salz und Muskat würzen. Die Eihälfte damit füllen.

Spargelsalat

Zutaten:

200 g Dosenspargel
2 Eßl. Mayonnaise
Petersilie
Zitronensaft oder Essig

Zubereitung:

Dosenspargel in 2 cm lange Stücke teilen. Die Mayonnaise mit Zitronensaft oder Essigwasser verdünnen und über den Spargel geben. Mit gehackter Petersilie bestreuen.

TAGESKOSTPLAN 10: 45–50 g Gesamteiweiß, davon
5 EWE (35 g) biologisch hochwertiges bzw. aufgewertetes Eiweiß

	verwendete eiweißberechnete Nahrungsmittel	EWE	biolog. Wertigkeit der EWE	sonstiges Eiweiß ca. g
1. Frühstück				
Kaffee mit	36 g Ei	1	118	
Schlagobers	28 g Semmel			
Brot mit Eiaufstrich				
eiweißarmes Brot				
Butter, Marmelade				
Honig				
2. Frühstück				
Obst	1 Portion (200 g) Obst			1
Mittagessen				
Schinken-Gemüsehörnchen	40 g Hörnchen			4
	35 g Schinken	1	91	
Salat	100 g Mischgemüse			2
Pudding mit	100 g Salat			2
Himbeersaft	160 g Milch	1	110	
	10 g Puddingpulver			
Jause				
Obst	1 Portion (200 g) Obst			1
Abendessen				
Gurkensalat mit Rahm	200 g Gurken			1
Saure Milch	50 g Saurer Rahm			
Butterbrot	200 g Saure Milch	2	100	
	85 g Roggenmischbrot			

TAGESKOSTPLAN 11: 45–50 g Gesamteiweiß, davon
5 EWE (35 g) biologisch hochwertiges bzw. aufgewertetes Eiweiß

	verwendete eiweißberechnete Nahrungsmittel	EWE	biolog. Wertigkeit der EWE	sonstiges Eiweiß ca. g
1. Frühstück				
Milchnudeln	160 g Milch	1	110	
eiweißarmer	130 g Suppennudel			
Kuchen				
Marmelade, Honig				
2. Frühstück				
Trinkfrucht	200 g Trinkfrucht			1
Mittagessen				
Eiomelette mit	1 Ei			
Champignons	20 g Ei	2	100	
Kartoffeln	225 g Kartoffeln		136	
	200 g Champignons			5
Jause				
Tee				
eiweißfreier Zwieback				
Butter, Marmelade				
Obst	1 Portion (200 g) Obst			1
Abendessen				
Karfiol mit	200 g Karfiol			4
Butter und Brösel	20 g Semmelbrösel			2
Leberpastete	100 g Leberpastete	2	91	
eiweißarmes Brot				

Eiomelette mit Champignons

Zutaten:

1 Ei
20 g Ei
225 g Kartoffeln
200 g Champignons
Kochfett
Petersilie

Zubereitung:

Eier mit Salz fein zerklopfen. In eine Pfanne mit heißem Kochfett die Eimasse eingießen und an der Unterseite hell backen. Die Oberseite soll cremig weich sein. Die gedünsteten Champignons einfüllen, zusammenklappen und gleich servieren.

TAGESKOSTPLAN 12: 45–50 g Gesamteiweiß, davon
5 EWE (35 g) biologisch hochwertiges bzw. aufgewertetes Eiweiß

	verwendete eiweißberechnete Nahrungsmittel	EWE	biolog. Wertigkeit der EWE	sonstiges Eiweiß ca. g
1. Frühstück				
Kräutertee				
Grahamweckerl	21 g Grahamweckerl	1	110	
Joghurt	160 g Joghurt			
eiweißarmes Brot				
Butter, Honig				
Marmelade				
2. Frühstück				
Obst	1 Portion (200 g) Obst			1,0
Mittagessen				
Schweinsschnitzel	80 g Schweinefleisch	2	91	
Reis	50 g Reis, roh gewogen			3,5
gem. Salat	200 g Gemüse für Salat			4,0
Jause				
Obst	1 Portion (200 g) Obst			1,0
Abendessen				
Klare Suppe mit Spargel	200 g Suppe			
Palatschinken	100 g Spargel			1,0
Kompott	72 g Ei	2	118	
	45 g Mehl			
	200 g Kompott			1,0

Klare Suppe mit Spargel

Zutaten:

200 g klare Suppe
Petersilie
Kochfett
100 g Spargel

Zubereitung:
Gehackte Petersilie in Kochfett hell anlaufen lassen, mit Rinds- oder Gemüsebrühe aufgießen, den in Stücke geteilten Spargel hinein geben.

Palatschinken

Zutaten:

72 g Ei
45 g Mehl
50 g Obers
Wasser
Salz
Zucker
Marmelade

Zubereitung:
Mehl, Eier, Obers und Wasser sowie einen Hauch Salz und Zucker zu einem dickflüssigen Palatschinkenteig verrühren, ½ Stunde rasten lassen, Palatschinken backen. Mit Marmelade füllen.

TAGESKOSTPLAN 13: 40–45 g Gesamteiweiß, davon **kalziumreich**
5 EWE (35 g) biologisch hochwertiges bzw. aufgewertetes Eiweiß
900 mg Kalzium, 820 mg Phosphor

	verwendete eiweißberechnete Nahrungsmittel	EWE	biolog. Wertigkeit der EWE	sonstiges Eiweiß ca. g
1. Frühstück				
Kräutertee				
Joghurt	160 g Joghurt	1	110	
Gebäck	21 g Semmel			
eiweißarmes Brot				
Butter, Honig				
Marmelade				
2. Frühstück				
Mandarinen	200 g Mandarinen			1
Mittagessen				
Käsekartoffeln	225 g Kartoffeln	1	136	
Spinat natur	20 g Ei			
	25 g Emmentaler	1	88	
	200 g Spinat			4
Jause				
Tee oder Kaffee				
eiweißarme Kekse				
Marmelade				
Abendessen				
Topfennudelauflauf	50 g eiweißarme Teigwaren			
Mangokompott	76 g Ei			
	40 g Topfen	2	122	
	200 g Mangokompott			1

Käsekartoffeln

Zutaten:
225 g Kartoffeln
20 g Ei
Salz, Majoran
25 g Emmentaler

Zubereitung:
Gekochte Kartoffeln blättrig schneiden und mit hartgekochtem, grob gehacktem Ei, Majoran und Salz vermengen. In eine befettete Auflaufform schichten, mit geriebenem Käse bestreuen und überbacken.

Topfennudelauflauf

Zutaten:
50 g eiweißarme Nudeln
1 Eidotter
40 g Topfen
20 g Zucker
Vanillezucker
Zitronensaft
1 ½ Eiklar

Zubereitung:
Eiweißarme Teigwaren in Salzwasser garen, abschrecken. Eidotter, Topfen, Zucker, Vanillezucker, Zitronensaft abrühren, den steif geschlagenen Eischnee und den Abtrieb unter die gegarten Teigwaren mengen, backen.

TAGESKOSTPLAN 14: 40–45 g Gesamteiweiß, davon **kalziumreich**
5 EWE (35 g) biologisch hochwertiges bzw. aufgewertetes Eiweiß
920 mg Kalzium, 870 mg Phosphor

	verwendete eiweißberechnete Nahrungsmittel	EWE	biolog. Wertigkeit der EWE	sonstiges Eiweiß ca. g
1. Frühstück				
Milch	220 g Milch	1	88	
eiweißarmes Brot				
Butter, Marmelade				
Honig				
2. Frühstück				
Trinkfrucht	200 g Trinkfrucht			1
eiweißarme Kekse				
Mittagessen				
Kartoffelnudeln	225 g Kartoffeln	2	136	
Blaukraut	20 g Ei			
Pfirsichbecher	50 g eiweißarmes Mehl			
	21 g Semmelbrösel			
	200 g Blaukraut			3
	80 g Joghurt			
	20 g Topfen			
	50 g Pfirsich			0,3
Jause				
Obst	1 Portion (200 g) Obst			1
Abendessen				
Heidelbeerstrudel	32 g Strudelteig	2	110	
Creme	21 g Semmelbrösel			
	300 g Heidelbeeren			2
	320 g Milch			
	20 g Puddingpulver			

Kartoffelnudeln

Zutaten:

225 g Kartoffeln
20 g Ei
50 g eiweißarmes Mehl
21 g Semmelbrösel

Zubereitung:
Gekochte, passierte, etwas ausgekühlte Kartoffeln mit Ei, Mehl und etwas Salz zu einem Kartoffelteig verkneten, Nudeln formen, diese in Salzwasser einkochen, leicht kochen lassen, abseihen und in angerösteten Semmelbröseln wälzen.

Heidelbeerstrudel

Zutaten:

21 g Semmelbrösel
30 g Butter
32 g Strudelteig
300 g tiefgek. Heidelbeeren
30 g Zucker
Zimt

Zubereitung:
Die Semmelbrösel in Butter anrösten. Den tiefgekühlten Strudelteig aufbreiten, die angerösteten Brösel, die tiefgekühlten Heidelbeeren aufstreuen, zuckern, mit Zimt würzen, den Strudel einrollen, mit Butter bepinseln und backen.

TAGESKOSTPLAN 15: 40–45 g Gesamteiweiß, davon **kalziumreich**
5 EWE (35 g) biologisch hochwertiges bzw. aufgewertetes Eiweiß
860 mg Kalzium, 850 mg Phosphor

	verwendete eiweißberechnete Nahrungsmittel	EWE	biolog. Wertigkeit der EWE	sonstiges Eiweiß ca. g
1. Frühstück				
Milch	220 g Milch	1	88	
Käsestangerln	32 g Blätterteig	1	110	
eiweißarmes Brot	18 g Emmentaler			
Butter, Honig				
Marmelade				
2. Frühstück				
Ananaskompott	200 g Ananaskompott			1
Mittagessen				
Kartoffelpuffer	200 g Kartoffeln			4
Salat mit Gorgonzola	36 g Ei	2	118	
	38 g Mehl		110	
	200 g Gemüse für Salat			3
	25 g Gorgonzola			
Jause				
Trinkfrucht	20 g Trinkfrucht			1
eiweißarme Kekse				
Abendessen				
Bechamelkarotten	200 g Karotten			2
eiweißarme	16 g Mehl			
Hörnchen	170 g Kaffeeobers	1	110	
	50 g eiweißarme Hörnchen			

Kartoffelpuffer

Zutaten:

200 g Kartoffeln
36 g Ei
38 g Mehl
Salz, Knoblauch
Backfett

Zubereitung:

Rohe Kartoffeln auf feinem Reibeisen reißen, ausdrücken, mit Mehl, Ei, Salz und Knoblauch vermengen, etwas ziehen lassen, Puffer in heißem Öl ausbacken.

Salat mit Gorgonzola

Zutaten:

200 g Gemüse nach Wahl
Essig, Öl
Salz, Majoran, Zucker
25 g Gorgonzola

Zubereitung:

Aus gekochtem oder rohem Gemüse nach Wahl einen Salat mit Essig und Ölmarinade bereiten, mit abgebröseltem Gorgonzola bestreuen.

Bechamelkarotten

Zutaten:

20 g Karotten
16 g Mehl
16 g Kochfett
170 g Kaffeeobers
Zucker
Kochfett, evtl. Petersilie

Zubereitung:

Zucker in Kochfett etwas anlaufen lassen, Karotten dazu geben, mit Wasser weich dünsten. Mehl in Kochfett hell anlaufen lassen, mit Milch aufgießen, mit den gedünsteten Karotten verkochen. Eventuell mit Petersilie würzen.

TAGESKOSTPLAN 16: 40–45 g Gesamteiweiß, davon **kalziumreich**
5 EWE (35 g) biologisch hochwertiges bzw. aufgewertetes Eiweiß
1160 mg Kalzium, 990 mg Phosphor

	verwendete eiweißberechnete Nahrungsmittel	EWE	biolog. Wertigkeit der EWE	sonstiges Eiweiß ca. g
1. Frühstück				
Milchkaffee	160 g Milch	1	110	
Gebäck	21 g Kipfel			
eiweißarmes Gebäck				
Butter, Honig				
Marmelade				
2. Frühstück				
Clementinen	200 g Clementinen			1,2
Mittagessen				
Broccoligemüse	150 g Broccoli			6
Speckkartoffeln	16 g Mehl	2	110	
	160 g Milch		136	
	20 g Ei			
	20 g Speck			
	225 g Kartoffeln			
Jause				
Tee oder Kaffee				
eiweißarme Waffeln				
Butter, Honig				
Abendessen				
Zwiebelsuppe mit	200 g Zwiebeln			2,5
Käsecroutons	42 g Weißbrot			
Obstsalat	36 g Emmentaler	2	110	
	200 g Obstsalat			1

Broccoligemüse

Zutaten:

150 g Broccoli
16 g Mehl
20 g Kochfett
160 g Milch

Zubereitung:

Die in Salzwasser gegarten Broccoli mit einer Mehl-Kochfett-Milch-Einmach binden.

Speckkartoffeln

Zutaten:

20 g Speck
20 g Ei
225 g Kartoffeln
Salz, Pfeffer

Zubereitung:

Aus kleinwürfelig geschnittenem angeröstetem Speck und Ei eine Eierspeise bereiten, fein zerkleinern und über die angerichteten Kartoffeln geben.

Zwiebelsuppe mit Käsecrouton

Zutaten:

200 g Zwiebel
Zucker
Kümmel
Pfefferkörner
36 g Emmentaler
15 g Kochfett
Muskat
42 g Weißbrot

Zubereitung:

Etwas Zucker in Kochfett anlaufen lassen, die feinnudelig geschnittenen Zwiebel dazugeben, hellgelb rösten, mit Suppe aufgießen, weichkochen, würzen. Geriebenen Emmentaler und Kochfett vermengen, Weißbrotscheiben damit bestreichen, im Backrohr backen, auf der heißen Suppe servieren.

TAGESKOSTPLAN 17: 35–40 g Gesamteiweiß, davon
4 EWE (28 g) biologisch hochwertiges bzw. aufgewertetes Eiweiß
500 mg Kalzium, 770 mg Phosphor

	verwendete eiweißberechnete Nahrungsmittel	EWE	biolog. Wertigkeit der EWE	sonstiges Eiweiß ca. g
1. Frühstück				
Tee	30 g Grahamweckerl	1	118	
Grahamweckerl mit Ei	36 g Vollei			
eiweißarmes Brot				
Butter, Honig, Marmelade				
2. Frühstück				
Obst	1 Portion (200 g) Mandarinen			1,2
Mittagessen				
Bratwurst	110 g Bratwurst	2	91	
Kartoffelschmarren	200 g Kartoffel			4
	Zwiebel			
Kohlgemüse	150 g Kohl			3,3
	10 g eiweißarmes Mehl			
Jause				
Tee oder Kaffee				
eiweißarmer Kuchen				
Marmelade, Honig				
Abendessen				
Krautfleckerln	150 g Weißkraut			1,5
	13 g Fleckerln	1	110	
	40 g eiweißarme Fleckerln			
Fitnessbecher	160 g Joghurt			
	100 g Preiselbeerkompott			0,5

Krautfleckerln

Zutaten:

13 g Fleckerln
40 g eiweißarme Fleckerln
150 g Weißkraut
Zwiebel, Kümmel
Majoran, Salz
Kochfett

Zubereitung:

Fleckerln und eiweißarme Fleckerln garen, abschrecken. Das Weißkraut ganz fein hacken oder am Reibeisen reißen. Feingehackte Zwiebel und Kümmel in Kochfett hell anrösten, das feingehackte Weißkraut dazugeben, mit Majoran und Salz würzen und im eigenen Saft weichdünsten, unter die Fleckerln mengen.

Fitnessbecher

Zutaten:

100 g Preiselbeeren
160 g Joghurt
2 Eßl. Obers
1 Eßl. Zucker

Zubereitung:

Preiselbeerkompott in eine Portionsschale füllen. Joghurt, Obers und Zucker im Mixbecher verrühren und über das Preiselbeerkompott geben.

TAGESKOSTPLAN 18: 35–40 g Gesamteiweiß, davon
4 EWE (28 g) biologisch hochwertiges bzw. aufgewertetes Eiweiß
420 mg Kalzium, 550 mg Phosphor

	verwendete eiweißberechnete Nahrungsmittel	EWE	biolog. Wertigkeit der EWE	sonstiges Eiweiß ca. g
1. Frühstück				
Tee oder Kaffee				
Schinkenbrot	35 g Schinken	1	91	
eiweißarmes Gebäck	(eiweißarmes Brot)			
Butter, Honig				
Marmelade				
2. Frühstück				
Banane	1 Portion (200 g) Banane			2
Mittagessen				
Gedünstete				
Grießnocken	44 g Grieß	2	118	
Spinat	72 g Ei			
	100 g Schlagobers			2,2
	200 g Spinat			4
	20 g Mehl			2
Jause				
eiweißarmes Gebäck				
Butter				
Tee oder Kaffee				
Abendessen				
Salami	40 g Salami	1	91	
Butter				
Brot	(eiweißarmes Brot)			
Kompott	200 g Apfelkompott			1

Gedünstete Grießnocken

Zutaten:

30 g Kochfett (Marg.)
45 g Grieß
72 g Ei
Salz
Muskat
100 g Obers
100 g Wasser

Zubereitung:

Kochfett, Ei und Grieß mit dem Kochlöffel vermengen, mit Salz und Muskat würzen, ½ Stunde rasten lassen. 2 oder 3 Nocken formen. Obers mit 100 g Wasser vermischen, leicht salzen und zum Kochen bringen. Die Nocken einkochen, 10 Minuten leicht kochen lassen, ziehen lassen bis die ganze Flüssigkeit aufgesaugt ist. Mit brauner Butter servieren.

TAGESKOSTPLAN 19: 35–40 g Gesamteiweiß, davon
4 EWE (28 g) biologisch hochwertiges bzw. aufgewertetes Eiweiß
330 mg Kalzium, 590 mg Phosphor

	verwendete eiweißberechnete Nahrungsmittel	EWE	biolog. Wertigkeit der EWE	sonstiges Eiweiß ca. g
1. Frühstück				
Kaffee mit Milch	60 g Milch	1	122	
eiweißarmes Brot				
Krenei	36 g Ei			
Butter, Honig, Marmelade				
2. Frühstück				
Birnenkompott	200 g Birnenkompott			1
Mittagessen				
Krautfleisch	80 g Schweinefleisch	2	91	
Kartoffel	Zwiebel			
	200 g Weißkraut			
	200 g Kartoffeln			4
Jause				
Kaffee oder Tee				
eiweißarmes Gebäck				
Butter, Honig, Marmelade				
Abendessen				
Suppe mit Ei	200 g klare Suppe			
Gemüsetascherl	36 g Ei	1	118	
Mischgemüse	45 g Blätterteig			
	200 g Mischgemüse			3
	10 g Mehl			1
	2 Eßl. Obers			

Krautfleisch

Zutaten:
80 g Schweinefleisch
Kochfett
Zwiebel
Kümmel
200 g Weißkraut
Pfeffer, Salz

Zubereitung:
Feingehackte Zwiebel und Kümmel in Kochfett hell anrösten, das kleingeschnittene Schweinefleisch dazu geben, anrösten, mit Paprika stauben, einmal durchrösten, das nudelig geschnittene Weißkraut dazu geben, aufgießen, salzen, mit Majoran und Pfeffer würzen und garen.

Gemüsetascherln

Zutaten:
45 g Blätterteig
200 g Mischgemüse
Kochfett
Petersilie, Salz
10 g Mehl
2 Eßl. Obers

Zubereitung:
Den tiefgekühlten Blätterteig zu einem Quadrat oder Rechteck schneiden, mit gegartem Mischgemüse (tiefgekühlt) füllen, zusammenklappen und backen. Den Rest des Mischgemüses mit einer Einmach aus Kochfett, Mehl und Obers zu einer Gemüsesoß binden.

TAGESKOSTPLAN 20: 35–40 g Gesamteiweiß, davon
4 EWE (28 g) biologisch hochwertiges bzw. aufgewertetes Eiweiß
550 mg Kalzium, 630 mg Phosphor

	verwendete eiweißberechnete Nahrungsmittel	EWE	biolog. Wertigkeit der EWE	sonstiges Eiweiß ca. g
1. Frühstück				
Kakao	160 g Milch	1	110	
Butterkipfel	21 g Butterkipfel			
eiweißarmes Gebäck				
Butter, Honig				
Marmelade				
2. Frühstück				
Erdbeeren	200 g Erdbeeren			1,5
Mittagessen				
Gefüllter Paprika	40 g Weißbrot			1,5
Reis	40 g faschiertes	2	91	
	Schweinefleisch		106	
	32 g Ei			
	100 g Paprika			
	40 g Reis			1
	100 g Tomaten			1
	10 g Mehl			1
Jause				
Tee oder Kaffee				
eiweißarmes Gebäck				
Butter, Honig				
Marmelade				
Abendessen				
Prinzeßkartoffeln	225 g Kartoffeln	1	136	
Spinat	20 g Eidotter			
	200 g Spinat			3,6
	20 g Mehl			2

Prinzeßkartoffel

Zutaten:
225 g Kartoffeln
20 g Eidotter
Salz, Muskat
Kochfett

Zubereitung:
Gekochte Kartoffeln passieren und mit Eidotter, Butter, Salz und Muskat vermengen. Mit dem Kaffeelöffel Häufchen auf ein befettetes Backblech setzen und backen. Gleich servieren.

TAGESKOSTPLAN 21: 35–40 g Gesamteiweiß, davon **kalziumreich**
4 EWE (28 g) biologisch hochwertiges bzw. aufgewertetes Eiweiß
860 mg Kalzium, 760 mg Phosphor

	verwendete eiweißberechnete Nahrungsmittel	EWE	biolog. Wertigkeit der EWE	sonstiges Eiweiß ca. g
1. Frühstück				
Tee				
Käsetost	21 g Semmel	1	110	
eiweißarmes Gebäck	18 g Emmentaler			
Butter, Honig				
Marmelade				
2. Frühstück				
Kiwi	1 Portion (200 g) Kiwi			1,8
Mittagessen				
Kartoffelsuppe	150 g Kartoffeln			3
Palatschinken	16 g Mehl	2	118	
Zwetschkenkompott	38 g Vollei		122	
	220 g Milch			
	50 g eiweißarmes Mehl			
	Marmelade			
	150 g Zwetschken			
Jause				
Tee oder Kaffee				
eiweißarmer Kuchen				
Marmelade, Honig				
Abendessen				
Butterbrot mit Schnittlauch	eiweißarmes Brot			
Milch	220 g Milch	1	88	
Chinakohlsalat	150 g Chinakohl			1,6
mit Speck	20 g Speck			

Palatschinken

Zutaten:

220 g Milch
38 g Ei
50 g eiweißarmes Mehl
Salz, Zucker

Zubereitung:

Milch, Ei und eiweißarmes Mehl verrühren, mit Salz und Zucker würzen, ½ Stunde ziehen lassen. Palatschinken ausbacken.

Chinakohlsalat mit Speck

Zutaten:

150 g Chinakohl
Essig, Öl
Salz, Pfeffer
Knoblauch, Zucker
20 g Speck

Zubereitung:

Den nudelig geschnittenen Chinakohl mit den angegebenen Zutaten marinieren und mit gerösteten Speckwürfeln servieren.

TAGESKOSTPLAN 22: 35–40 g Gesamteiweiß, davon **kalziumreich**
4 EWE (28 g) biologisch hochwertiges bzw. aufgewertetes Eiweiß
800 mg Kalzium, 710 mg Phosphor

	verwendete eiweißberechnete Nahrungsmittel	EWE	biolog. Wertigkeit der EWE	sonstiges Eiweiß ca. g
1. Frühstück				
Milch	160 g Milch	1	110	
Buttersemmel	21 g Semmel			
eiweißarmes Brot				
Marmelade, Honig				
2. Frühstück				
Obst	200 g Mandarinen			1,2
Mittagessen				
Petersilienkartoffeln	150 g Kartoffeln			3
Kohlrübengemüse	250 g Kohlrüben			2,2
Pudding mit Himbeersaft	16 g Mehl	1	110	
	160 g Milch			
	16 g Puddingpulver			
Jause				
Tee oder Kaffee				
eiweißarme Kekse				
Marmelade				
Abendessen				
Fleischnudeln gebacken	13 g Nudeln	2	91	
grüner Salat	40 g eiweißarme Nudeln		110	
	40 g Schweinefleisch			
	Zwiebel			
	50 g Tomaten			0,5
	18 g Emmentalerkäse			
	100 g Kopfsalat			1,3

Fleischnudeln gebacken

Zutaten:

13 g Nudeln
40 g eiweißarme Nudeln
40 g Schweinefleisch
50 g Tomaten
Salz
Majoran
Kochfett
18 g Emmentalerkäse

Zubereitung:

Nudeln und eiweißarme Nudeln in Salzwasser garen, abschrecken. Das Schweinefleisch ganz klein schneiden. Gehackte Zwiebel in Kochfett hell anlaufen lassen, das Schweinefleisch dazu geben und scharf abbraten, die abgezogenen Tomatenspalten hinzufügen, einmal durchrösten und mit den Nudeln vermengen, würzen. Die Fleischnudeln in eine befettete Form füllen, mit Reibkäse bestreuen und überbacken.

TAGESKOSTPLAN 23: 35–40 g Gesamteiweiß, davon **kalziumreich**
4 EWE (28 g) biologisch hochwertiges bzw. aufgewertetes Eiweiß
720 mg Kalzium, 700 mg Phosphor

	verwendete eiweißberechnete Nahrungsmittel	EWE	biolog. Wertigkeit der EWE	sonstiges Eiweiß ca. g
1. Frühstück				
Tee				
Grahambrot mit Käse	22 g Grahambrot	1	110	
eiweißarmes Brot	20 g Edamerkäse			
Butter, Marmelade				
Honig				
2. Frühstück				
Heidelbeeren mit	150 g Heidelbeeren			1
Schlagobers	30 g Schlagobers			0,6
Mittagessen				
Suppe mit Käsecroutons	200 g klare Suppe	2		
Fleischreis	21 g Weißbrot			
Chinakohlsalat	18 g Emmentaler		110	
	35 g Kalbfleisch		91	
	50 g Reis			3,5
	50 g Broccoli			1,2
	100 g Chinakohlsalat			1,1
Jause				
Trinkfrucht	200 g Trinkfrucht			0,5
eiweißarme Waffeln				
Abendessen				
Milchnudeln	13 g Suppennudeln	1	110	
Pfirsichkompott	160 g Milch			
	5 g Puddingpulver			
	200 g Pfirsichkompott			1

Käsecrouton

Zutaten:

21 g Weißbrot
18 g Emmentaler
15 g Butter
Muskat
Salz

Zubereitung:
Dünne Brotscheiben mit Käsemasse bestreichen und backen. Käsemasse: Weichgerührte Butter mit geriebenem Emmentaler, Muskat und Salz vermengen.

Milchnudeln

Zutaten:

5 g Puddingpulver
10 g Zucker
160 g Milch
13 g Suppennudeln

Zubereitung:
Puddingpulver, Zucker und 1 Eßl. Milch verrühren. In die kochende Milch die Suppennudeln einkochen, garen, mit abgerührtem Puddingpulver binden.

TAGESKOSTPLAN 24: 35–40 g Gesamteiweiß, davon **kalziumreich**
4 EWE (28 g) biologisch hochwertiges bzw. aufgewertetes Eiweiß
1050 mg Kalzium, 940 mg Phosphor

	verwendete eiweißberechnete Nahrungsmittel	EWE	biolog. Wertigkeit der EWE	sonstiges Eiweiß ca. g
1. Frühstück				
Milchkaffee	160 g Milch	1	110	
Kipfel	21 g Kipfel			
eiweißarmes Gebäck				
Butter, Honig				
Marmelade				
2. Frühstück				
Kirschenkompott	200 g Kirschenkompott			2,2
Mittagessen				
Gorgonzolanudeln	26 g Nudeln	2	110	
Krautsalat	30 g eiweißarme Nudeln			
	50 g Gorgonzola			
	20 g Speck			
	200 g Weißkraut			2,5
Jause				
Tee				
eiweißarmer Kuchen				
Marmelade				
Abendessen				
Karotten-Apfelrohkost	100 g Apfel			
saure Milch	100 g Karotten			1
Grahamweckerl	160 g saure Milch	1	110	
eiweißarmes Brot	21 g Grahamweckerl			
Butter	eiweißarmes Brot			

Gorgonzolanudeln

Zutaten:

26 g Nudeln
30 g eiweißarme Nudeln
20 g Speck
50 g Gorgonzola
1 Eßl. Obers
Rosmarin

Zubereitung:
Nudeln und eiweißarme Nudeln garen, abschrecken. Kleinwürfelig geschnittenen Speck glasig rösten, den Gorgonzola hineinbröseln, mit 1 Eßl. Obers aufgießen, den Käse schmelzen lassen, die Nudeln darin schwenken, mit Rosmarin würzen.

Karotten-Apfelrohkost

Zutaten:

100 g Karotten
100 g Apfel
Zucker
Zitronensaft

Zubereitung:
Karotten und Apfel ganz fein reißen und mit Zucker und Zitronensaft vermengen. Gleich servieren.

TAGESKOSTPLAN 25: 25–30 g Gesamteiweiß, davon **kaliumarm**
3 EWE (21 g) biologisch hochwertiges bzw. aufgewertetes Eiweiß
6 KE

	biolog. Wertigkeit der EWE	EWE	KE	Zutaten
1. Frühstück				
Kaffee mit Obers	122	1		20 g Zucker
Eierbrötchen				90 g Obers
				100 g eiweißarmes Brot
				38 g Ei
				10 g Streichfett
				1 Kfl. Mayonnaise
2. Frühstück				
Aprikosennektar			1	140 g Aprikosennektar
eiweißarme Kekse				30 g eiweißarme Kekse
Mittagessen				
Karpfen in Kräutersoß	87	1		40 g Karpfen
Kartoffeln				20 g eiweißarmes Mehl
Vogerlsalat				20 g Kochfett
				1 Eßl. Gemüse
				1 Eßl. saurer Rahm
			2	100 g Kartoffeln
			1	45 g Vogerlsalat
Jause				
Tee				20 g Zucker
eiweißarmes Brot				50 g eiweißarmes Brot
Streichfett				10 g Streichfett
Radieschen			1	75 g Radieschen
Abendessen				
Semmelschmarren	122	1		100 g eiweißarmes Brot
Kompottzwetschken				60 g Milch
				38 g Ei
				20 g Kochfett
				Zucker
			1	170 g Kompottzwetschken

ANALYSE

21 g biol. hochwertiges bzw. aufgewertetes Eiweiß
25 g Gesamteiweiß
40 mmol Kalium
7 mmol Natrium
290 mg Kalzium
505 mg Phosphor
2365 Kalorien
9930 Joule

Eierbrötchen 1 EWE

Zutaten:

38 g Ei
10 g Streichfett
1 Kfl. Mayonnaise
Muskat
Schnittlauch
100 g eiweißarmes Brot

Zubereitung:

Das Ei hart kochen und passieren oder fein hacken. Streichfett weich rühren und mit den angegebenen Zutaten und Gewürzen vermengen. Brotscheiben damit bestreichen.

Karpfen in Kräutersoß 1 EWE

Zutaten:

40 g Karpfenfleisch
20 g eiweißarmes Mehl
20 g Kochfett
1 Eßl. feingehacktes Gemüse (z. B. Karotten, Sellerie, Zwiebel, Kohlrüben, Petersiliengrün)
1 Eßl. saurer Rahm
Zitronensaft
Muskat
Knoblauch

Zubereitung:

Das Karpfenstück in Mehl tauchen und beidseitig kurz mit Kochfett abbraten, aus der Pfanne nehmen. Das ganz kleingeschnittene Gemüse und gehacktes Petersiliengrün in der Pfanne kurz anrösten, das restliche Mehl dazu geben, durchrösten, aufgießen und verkochen. Das Karpfenstück in die Soß geben, weichdünsten. Mit Zitronensaft, eventuell mit Knoblauch oder Muskat würzen.

Semmelschmarren 1 EWE

Zutaten:

60 g Milch
38 g Ei
100 g eiweißarmes Brot
Kochfett
Zucker

Zubereitung:

Milch und Ei verrühren, das würfelig oder blättrig geschnittene Brot damit übergießen, etwas ziehen lassen. Die Semmelmasse ins erhitzte Kochfett geben und unter Wenden mit der Schmarrenschaufel backen. Überzuckern.

TAGESKOSTPLAN 26: 25–30 g Gesamteiweiß, davon **kaliumarm**
3 EWE (21 g) biologisch hochwertiges bzw. aufgewertetes Eiweiß
6 KE

	biolog. Wertigkeit der EWE	EWE	KE	Zutaten
1. Frühstück				
Milchkaffee	110	1		20 g Zucker
Semmel				160 g Milch
eiweißarmes Brot				21 g Semmel
Streichfett				50 g eiweißarmes Brot
Honig				20 g Streichfett
				30 g Honig

	biolog. Wertigkeit der EWE	EWE	KE	Zutaten
2. Frühstück				
Mangokompottfrüchte			1	200 g Mangokompottfrüchte
Mittagessen				
Reisfleisch	91	1		40 g Schweinefleisch
grüner Salat				50 g Reis
Karottensalat			2	Zwiebel
			1	90 g grüner Salat
			1	70 g Karotten
				20 g Kochfett
Jause				
Tee				20 g Zucker
eiweißarme Kekse				50 g eiweißarme Kekse
Marmelade				30 g Marmelade
Abendessen				
Karfiolauflauf	122	1		20 g Kochfett
Kartoffeln				20 g eiweißarmes Mehl
				2 Eßl. Obers
				38 g Ei
				8 g Edamerkäse
			2	180 g Karfiol
			1	15 g Kartoffeln
				10 g Kochfett

ANALYSE

21 g biol. hochwertiges bzw. aufgewertetes Eiweiß
31 g Gesamteiweiß
43 mmol Kalium
15 mmol Natrium
390 mg Kalzium
575 mg Phosphor
2120 Kalorien
8920 Joule

Reisfleisch 1 EWE

Zutaten:

40 g Schweinefleisch
Zwiebel
Kümmel
Paprika
Majoran
Knoblauch
Kochfett
50 g Reis
Gewürznelke

Zubereitung:

Nudelig geschnittene Zwiebel und Kümmel in Kochfett hell anrösten, das kleingeschnittene Fleisch dazu geben, kurz durchrösten, mit Paprika stauben, einmal durchrösten, aufgießen und mit den übrigen Gewürzen kernweich dünsten. Dreimal so viel Wasser als Reis mit einem Stück Gewürznelke zum Kochen bringen, den Reis einkochen und zugedeckt kernweich dünsten. Reis und Fleisch zusammengeben und fertig dünsten.

Karottensalat 1 KE

Zutaten:

70 g rohe Karotten
Zucker
Zitronensaft
evtl. Petersilie

Zubereitung:
Die rohen Karotten fein reißen und mit Zucker und Zitronensaft marinieren. Mit gehackter Petersilie servieren.

Karfiolauflauf 1 EWE, 2 KE

Zutaten:

20 g Kochfett
20 g eiweißarmes Mehl
2 Eßl. Obers
Wasser
38 g Ei
180 g Karfiol
8 g Edamerkäse

Zubereitung:
Den Karfiol kernweich kochen und in eine befettete Auflaufform geben. Eiweißarmes Mehl in Kochfett hell anlaufen lassen, Obers mit Wasser auf etwa ⅛ l Flüssigkeit ergänzen, das angeröstete Mehl damit aufgießen und etwas verkochen. Eidotter und steif geschlagenes Eiklar unterheben, die Masse über den Karfiol gießen, mit geriebenem Käse bestreuen und backen. Gleich servieren.

TAGESKOSTPLAN 27: 25–30 g Gesamteiweiß, davon **kaliumarm**
3 EWE (21 g) biologisch hochwertiges bzw. aufgewertetes Eiweiß
6 KE

	biolog. Wertigkeit der EWE	EWE	KE	Zutaten
1. Frühstück				
Tee				20 g Zucker
eiweißarmes Brot				100 g eiweißarmes Brot
Topfen-Eiaufstrich	122	1		38 g Ei
Marmelade				20 g Topfen, 40% F.i.T.
				20 g Streichfett
				30 g Marmelade
2. Frühstück				
Kirschenkompott			1	100 g Kirschenkompott
Mittagessen				
Hühnerragout	91	1	2	35 g Hühnerfleisch
eiweißarme Hörnchen				70 g Spargel
Salat			1	45 g Karotten
				45 g Schnittbohnen
				20 g eiweißarmes Mehl
				2 Eßl. saurer Rahm
				50 g eiweißarme Hörnchen
				90 g grüner Salat
				20 g Kochfett

	biolog. Wertigkeit der EWE	EWE	KE	Zutaten
Jause				
Kaffee mit Obers				20 g Zucker
eiweißarme Waffeln				2 Eßl. Obers
Honig				50 g eiweißarme Waffeln
				30 g Honig
Abendessen				
Kartoffelsuppe			2	100 g Kartoffeln
Krabbensalat	87	1		10 g eiweißarmes Mehl
eiweißarmes Brot				10 g Kochfett
				40 g Krabben
				1 Eßl. Mayonnaise
				100 g eiweißarmes Brot

ANALYSE

21 g biol. hochwertiges bzw. aufgewertetes Eiweiß
28 g Gesamteiweiß
36 mmol Kalium
18 mmol Natrium
182 mg Kalzium
464 mg Phosphor
2260 Kalorien
9490 Joule

Topfen-Eiaufstrich 1 EWE

Zutaten:

38 g Ei
20 g Topfen, 40% F.i.T.
10 g Streichfett
frische Kräuter

Zubereitung:

Ei kochen, passieren oder fein hacken. Topfen und Butter miteinander abrühren, das gekochte Ei und gehackte Kräuter untermengen.

Hühnerragout 1 EWE, 2 KE

Zutaten:

35 g Hühnerfleisch
70 g Spargel
45 g Karotten
45 g Schnittbohnen
20 g eiweißarmes Mehl
Kochfett
2 Eßl. saurer Rahm
Majoran

Zubereitung:

Das Hühnerfleisch anbraten, aufgießen und halbweich dünsten. Das gekochte, kleingeschnittene Gemüse untermengen und fertig dünsten. Die Speise mit einer Einmach aus eiweißarmem Mehl und Kochfett binden, würzen, den sauren Rahm untermengen.

Krabbensalat 1 EWE

Zutaten:

40 g Krabben
1 Eßl. Mayonnaise
Zitronensaft

Zubereitung:

Krabben mit der Mayonnaise vermengen, mit Zitronensaft würzen.

TAGESKOSTPLAN 28: 25–30 g Gesamteiweiß, davon **kaliumarm**
3 EWE (21 g) biologisch hochwertiges bzw. aufgewertetes Eiweiß
6 KE

	biolog. Wertigkeit der EWE	EWE	KE	Zutaten
1. Frühstück				
Tee				20 g Zucker
Semmel				21 g Semmel
Frischkäse	110	1		40 g gekörnter Frischkäse
eiweißarmes Brot				100 g eiweißarmes Brot
Streichfett				20 g Streichfett
2. Frühstück				
Grapefruit			1	120 g Grapefruit
				20 g Zucker
Mittagessen				
Schinkenhörnchen-	91			75 g eiweißarme Hörnchen
eintopf		1	3	35 g Schinken
Gurken-Tomatensalat				40 g Broccoli
				25 g Champignons
				Zwiebel
				140 g Gurken
				65 g Tomaten
				1 Eßl. saurer Rahm
				30 g Kochfett
				10 g eiweißarmes Mehl
Jause				
Tee				20 g Zucker
eiweißarmer Zwieback				50 g Zwieback
Honig				30 g Honig
Marmelade				30 g Marmelade
Abendessen				
Gebackene Strauben	100	1		1 Ei
Zwiebelsoß			1	50 g eiweißarmes Mehl
Kartoffeln				1 Eßl. Obers
				Öl
			1	110 g Zwiebel
				20 g Kochfett
				20 g eiweißarmes Mehl
				50 g Kartoffel

ANALYSE
21 g biol. hochwertiges bzw. aufgewertetes Eiweiß
29 g Gesamteiweiß
35 mmol Kalium
27 mmol Natrium
210 mg Kalzium
465 mg Phosphor
2320 Kalorien
9740 Joule

Schinkenhörncheneintopf I EWE, I KE

Zutaten:

75 g eiweißarme Hörnchen
35 g Schinken
40 g Broccoli
25 g Champignons
Zwiebel
Petersilie
10 g eiweißarmes Mehl
Kochfett
Muskat
evtl. grüner Pfeffer

Zubereitung:

Feingehackte Zwiebel und gehackte Petersilie in Kochfett kurz anrösten, den feingehackten Schinken und die blättrig geschnittenen Champignons dazu geben, durchrösten, aufgießen, die weichgekochten Broccoli dazu geben und weich dünsten. Das Gemüse mit einer Einmach aus eiweißarmem Mehl binden, mit Muskat, eventuell mit grünem Pfeffer würzen und die Soße über die gekochten Hörnchen geben.

Gebackene Strauben I EWE

Zutaten:

1 Ei
50 g eiweißarmes Mehl
1 Eßl. Obers
Backöl

Zubereitung:

Ei, eiweißarmes Mehl, Obers und eventuell Wasser zu einem dicken Palatschinkenteig verrühren, ¼ Stunde stehen lassen. Den Teig in heißes Öl einlaufen lassen und ausbacken.

Zwiebelsoß I KE

Zutaten:

110 g Zwiebel
20 g eiweißarmes Mehl
Kochfett
Pfefferkörner
Zucker
Essig

Zubereitung:

Etwas Zucker und Pfefferkörner in Kochfett anlaufen lassen, die nudelig geschnittene Zwiebel dazu geben und durchrösten. Das Gemüse aufgießen und weich dünsten. Die Soß mit einer Einmach aus eiweißarmem Mehl und Kochfett binden und mit Essig würzen.

TAGESKOSTPLAN 29: 25–30 g Gesamteiweiß, davon **kaliumarm**
3 EWE (21 g) biologisch hochwertiges bzw. aufgewertetes Eiweiß
6 KE

	biolog. Wertigkeit der EWE	EWE	KE	Zutaten
1. Frühstück				
Tee mit Milch	110	1		20 g Zucker
Brioche				160 g Milch
eiweißarmes Brot				21 g Brioche
Streichfett				50 g eiweißarmes Brot
Marmelade				20 g Streichfett
				30 g Marmelade
2. Frühstück				
Apfelgrütze			1	140 g Apfel
				1 Eßl. Obers
				20 g Zucker
				10 g Puddingpulver

	biolog. Wertigkeit der EWE	EWE	KE	Zutaten
Mittagessen				
pochiertes Ei in Currysoß	100	1		1 Ei
				20 g eiweißarmes Mehl
Kartoffeln			3	Curry
				20 g Kochfett
				1 Eßl. Obers
				150 g Kartoffeln
				10 g Kochfett
Jause				
Tee				20 g Zucker
Vanillewaffeln				50 g Vanillewaffeln
Abendessen				
italienischer Salat	91	1	2	50 g Extrawurst
auf grünem Salat				75 g Kartoffeln
eiweißarmes Brot				20 g Essiggurkerln
				20 g Äpfel
				2 Eßl. Mayonnaise
				45 g grüner Salat
				100 g eiweißarmes Brot

ANALYSE

21 g biol. hochwertiges bzw. aufgewertetes Eiweiß
26 g Gesamteiweiß
41 mmol Kalium
27 mmol Natrium
290 mg Kalzium
470 mg Phosphor
2310 Kalorien
9710 Joule

Apfelgrütze 1 KE

Zutaten:

140 g Apfel
Gewürznelke
Zimtrinde
Zitronensaft
20 g Zucker
10 g Puddingpulver
1 Eßl. Obers

Zubereitung:

Geschälte, entkernte Apfelspalten, Gewürznelke, Zimtrinde und Zucker mit etwas Wasser zu dickbreiigem Mus einkochen. Puddingpulver, Obers und Zucker verrühren, unter das Mus ziehen, einmal aufkochen. Die Grütze in kalt ausgespülte Formen füllen und erstarren lassen.

Pochiertes Ei 1 EWE

Zutaten:

1 Ei
Essigwasser

Zubereitung:

Mit Essig gewürztes Wasser zum Kochen bringen. Das Ei in einen Schöpflöffel schlagen und ins kochende Wasser einlegen. 3–4 Minuten leicht kochen lassen.

Currysoß

Zutaten:	Zubereitung:
20 g Kochfett Curry 20 g eiweißarmes Mehl 1 Eßl. Obers	Kochfett und eiweißarmes Mehl hell anlaufen lassen, mit Curry würzen, etwas durchrösten, mit Wasser aufgießen und zu Soß einkochen. Unter die etwas abgekühlte Soß das Obers mengen.

Italienischer Salat 1 EWE, 2 KE

Zutaten:	Zubereitung:
50 g Extrawurst 75 g Kartoffeln 20 g Essiggurkerln 20 g Äpfel 2 Eßl. Mayonnaise 45 g grüner Salat Essig Öl Zucker Knoblauch Petersilie, Majoran	Die nudelig geschnittene Extrawurst, die gekochten, nudelig geschnittenen Kartoffel, die feinwürfelig geschnittenen Essiggurkerln und Äpfel mit der Mayonnaise vermengen und mit den angegebenen Kräutern würzen. Auf marinierten grünen Salat anrichten.

TAGESKOSTPLAN 30: 25–30 g Gesamteiweiß davon **streng kaliumarm**
3 EWE (21 g) biologisch hochwertiges bzw. aufgewertetes Eiweiß
2 KE

	biolog. Wertigkeit der EWE	EWE	KE	Zutaten
1. Frühstück				
Tee				20 g Zucker
Salamibrot	91	1		40 g Salami
				100 g eiweißarmes Brot
				20 g Streichfett
2. Frühstück				
eiweißarme Kekse				50 g eiweißarme Kekse
Honig				30 g Honig
Kompottbirnen			½	150 g Kompottbirnen
Mittagessen				
Topfennudeln	110	1		40 g Bröseltopfen, 20% F.i.T.
Chinakohlsalat				13 g Nudeln
				50 g eiweißarme Nudeln
				10 g Speck
			½	50 g Chinakohlsalat
				10 g Öl

	biolog. Wertigkeit der EWE	EWE	KE	Zutaten
Jause				
Tee				20 g Zucker
eiweißarme Waffeln				50 g eiweißarme Waffeln
Marmelade				30 g Marmelade
Abendessen				
Brötchen mit				100 g eiweißarmes Brot
Eisalat	100	1		1 Ei
marinierter Paprika				45 g Kohlrüben
marinierte Kohlrüben			1	1 Eßl. Mayonnaise
Tee				50 g Paprika
				20 g Zucker

ANALYSE

21 g biol. hochwertiges bzw. aufgewertetes Eiweiß
25 g Gesamteiweiß
14 mmol Kalium
12 mmol Natrium
130 mg Kalzium
306 mg Phosphor
2400 Kalorien
10080 Joule

Topfennudeln 1 EWE

Zutaten:

40 g Bröseltopfen
13 g Nudeln
50 g eiweißarme Nudeln
10 g Speck
Kochfett

Zubereitung:

Die gekochten, abgeschreckten Nudeln in Kochfett schwenken, anrichten, den zimmerwarmen Topfen darüber bröseln, den angerösteten Speck darüber geben.

Chinakohlsalat ½ KE

Zutaten:

50 g Chinakohl
Essig
Öl
Zucker
Knoblauch

Zubereitung:

Den nudelig geschnittenen Chinakohl mit den angegebenen Zutaten marinieren. Etwas stehen lassen.

Eisalat 1 EWE

Zutaten:

1 Ei
Essig
Öl
Zwiebel
Schnittlauch
evtl. Knoblauch

Zubereitung:

Aus den angegebenen würzenden Zutaten eine Marinade bereiten. Das hartgekochte, blättrig geschnittene Ei damit marinieren.

Marinierte Kohlrüben ½ KE

Zutaten:
45 g Kohlrüben
1 Eßl. Mayonnaise
Petersilie

Zubereitung:
Rohe, geschälte Kohlrüben grob reißen und mit einer gewürzten Mayonnaise marinieren. Mit gehackter Petersilie bestreuen.

Marinierte Paprika ½ KE

Zutaten:
50 g Paprika
Olivenöl
Rosmarin
Essig

Zubereitung:
Halbierten, entkernten grünen Paprika mit Olivenöl und Rosmarin zugedeckt im eigenen Saft garen. Noch heiß mit etwas Essig würzen und auskühlen lassen.

TAGESKOSTPLAN 31: 25–30 g Gesamteiweiß, davon **kaliumarm, kalziumreich**
3 EWE (21 g) biologisch hochwertiges bzw. aufgewertetes Eiweiß
6 KE

	biolog. Wertigkeit der EWE	EWE	KE	Zutaten
1. Frühstück				
Tee mit Kandiszucker				20 g Kandiszucker
Käsestangerln	110	1		35 g fertiger Blätterteig
eiweißarme Kekse				8 g Edamerkäse
				50 g eiweißarme Kekse
2. Frühstück				
Orangensalat			1	110 g Orangen
				20 g Zucker
Mittagessen				
überbackener Lauch	118	1	2	150 g Lauch
Salat			1	20 g eiweißarmes Mehl
				20 g Kochfett
				60 g Milch
				38 g Ei
				90 g Kopfsalat
				10 g Öl
Jause				
Tee				20 g Zucker
eiweißarme Waffeln				50 g eiweißarme Waffeln
Abendessen				
saure Milch	88	1		220 g saure Milch
eiweißarmes Brot				100 g eiweißarmes Brot
Radieschen			1	75 g Radieschen
Fisolensalat			1	90 g Schnittbohnen
				10 g Öl

ANALYSE

21 g biol. hochwertiges bzw. aufgewertetes Eiweiß
28 g Gesamteiweiß
43 mmol Kalium
13 mmol Natrium
825 mg Kalzium
595 mg Phosphor
2295 Kalorien
9640 Joule

Käsestangerln 1 EWE

Zutaten:

35 g fertigen Blätterteig
8 g Edamerkäse
Kümmel

Zubereitung:

Den Blätterteig in 1 cm breite Streifen schneiden, mit Wasser bepinseln, mit geriebenem Käse und Kümmel bestreuen und bei guter Hitze backen.

Überbackener Lauch 1 EWE 2 KE

Zutaten:

150 g Lauch
20 g eiweißarmes Mehl
20 g Kochfett
60 g Milch
38 g Ei
Muskat

Zubereitung:

Den gekochten in 1 cm lange Stücke geteilten Lauch in eine befettete Auflaufform geben. Das eiweißarme Mehl mit Kochfett hell anlaufen lassen, mit Milch evtl. etwas Wasser zusätzlich aufgießen zu einem dicken Bechamel verkochen. Eidotter und steif geschlagenes Eiklar unter das etwas überkühlte Bechamel mengen, mit Muskat würzen und über den Lauch geben, backen.

TAGESKOSTPLAN 32: 25–30 g Gesamteiweiß, davon **kaliumarm, kalziumreich**
3 EWE (21 g) biologisch hochwertiges bzw. aufgewertetes Eiweiß
6 KE

	biolog. Wertigkeit der EWE	EWE	KE	Zutaten
1. Frühstück				
Tee				20 g Zucker
eiweißarmes Brot	91	1		100 g eiweißarmes Brot
Roastbeef				25 g fertiges Roastbeef
Streichfett				20 g Streichfett
Honig				30 g Honig
Marmelade				30 g Marmelade
2. Frühstück				
Ananasscheiben			1	300 g Ananasscheiben

	biolog. Wertigkeit der EWE	EWE	KE	Zutaten
Mittagessen				
Tiroler Gröstl	91	1	3	40 g Schweinefleisch
grüner Salat			1	150 g Kartoffel
				Zwiebel
				Kochfett
				90 g grüner Salat
Jause				
Tee				20 g Zucker
eiweißarmer Kuchen				50 g eiweißarmer Kuchen
Abendessen				
Brot mit	100	1		42 g Roggenmischbrot
Gervaisaufstrich				35 g Gervais, 60% F.i.T.
Krautsalat			1	50 g eiweißarmes Brot
				10 g Butter
				125 g Weißkraut
				10 g Speck

ANALYSE

21 g biol. hochwertiges bzw. aufgewertetes Eiweiß
27 g Gesamteiweiß
38 mmol Kalium
27 mmol Natrium
192 mg Kalzium
380 mg Phosphor
2180 Kalorien
9155 Joule

Tiroler Gröstl 1 EWE 3 KE

Zutaten:

40 g Schweinefleisch
Kümmel
Majoran
Kochfett
150 g Kartoffeln
Zwiebel

Zubereitung:

Das Schweinefleisch abbraten, mit den Gewürzen weich dünsten, klein schneiden und unter blättrig geschnittene Kartoffeln mengen. Nudelig geschnittene Zwiebel hell rösten, Kartoffel und Fleisch dazu geben und durchrösten.

Krautsalat 1 KE

Zutaten:

125 g Weißkraut
Kümmel
10 g Speck
Essig
Zucker

Zubereitung:

Kümmelwasser zum Kochen bringen, das nudelig geschnittene Kraut einlegen, kernweich kochen, abgießen und mit Essig und Zucker marinieren. Den Krautsalat warm mit angerösteten Speckwürfeln servieren.

TAGESKOSTPLAN 33: 20–25 g Gesamteiweiß, davon **kaliumarm, kalziumreich**
2 EWE (14 g) biologisch hochwertiges bzw. aufgewertetes Eiweiß
6 KE

	biolog. Wertigkeit der EWE	EWE	KE	Zutaten
1. Frühstück				
Tee				20 g Zucker
eiweißarmes Brot				100 g eiweißarmes Brot
Streichfett				20 g Streichfett
Marmelade				30 g Marmelade
Honig				30 g Honig
2. Frühstück				
Erdbeeren mit			1 ½	195 g tiefgek. Erdbeeren
Schlagobers				20 g Zucker
				30 g Schlagobers
Mittagessen				
Polentaschnitte mit				10 g Maisgrieß
Ei	114	1		48 g Ei
Fisolengemüse			1 ½	210 g Schnittbohnen
Kartoffeln				10 g eiweißarmes Mehl
				1 Kfl. saurer Rahm
			1	50 g Kartoffeln
Jause				
Tee				20 g Zucker
Gurkenbrötchen				50 g eiweißarmes Brot
			1	140 g Gurken
				Dille
Abendessen				
Milchgrieß	110	1		160 g Milch
Apfelmus				16 g Weizengrieß
				20 g Zucker
			1	140 g Äpfel
				30 g Koch-/Streichfett für den ganzen Tag

ANALYSE

14 g biol. hochwertiges bzw. aufgewertetes Eiweiß
22,5 g Gesamteiweiß
38 mmol Kalium
6 mmol Natrium
405 mg Kalzium
470 mg Phosphor
2035 Kalorien
8554 Joule

Polentaschnitte mit Ei 1 EWE

Zutaten:
50 g Wasser
10 g Kochfett
10 g Maisgrieß
48 g Ei
Kochfett

Zubereitung:
Wasser und Kochfett aufkochen, den Maisgrieß einlaufen lassen und dickbreiig einkochen. Die Polentamasse fingerhoch in ein passendes Schüsserl füllen und erstarren lassen. Die feste Polentaschnitte abbraten, mit Eierspeise belegen und servieren.

Fisolengemüse 1 ½ KE

Zutaten:
210 g Schnittbohnen
10 g eiweißarmes Mehl
10 g Kochfett
Bohnenkraut
1 Kfl. Sauerrahm

Zubereitung:
Die kleingeschnittenen Schnittbohnen in reichlich Wasser weichkochen, das Kochwasser abgießen. Das eiweißarme Mehl mit Kochfett etwas anlaufen lassen, mit Wasser aufgießen, verkochen. Die Bohnen dazugeben, einmal aufkochen, mit Bohnenkraut und Sauerrahm würzen.

Gurkenbrötchen 1 KE

Zutaten:
50 g eiweißarmes Brot
Streichfett
140 g Gurken
Dille
Knoblauch
Öl
evtl. etwas Essig

Zubereitung:
Eine geschälte Gurke grob raspeln, mit den Gewürzen vermengen und auf einer mit Streichfett bestrichenen Brotscheibe aufhäufen.

Apfelmus 1 KE

Zutaten:
140 g Apfel
Zucker
Gewürznelke
Zimtrinde
Zitronensaft

Zubereitung:
Den geschälten, in Spalten geteilten Apfel mit Wasser, Zukker und den Gewürzen zustellen und solange kochen bis der Apfel musig zerfällt.

TAGESKOSTPLAN 34: 20–25 g Gesamteiweiß, davon **kaliumarm**
2 EWE (14 g) biologisch hochwertiges bzw. aufgewertetes Eiweiß
6 KE

	biolog. Wertigkeit der EWE	EWE	KE	Zutaten
1. Frühstück				
Tee				20 g Zucker
eiweißarmes Brot				100 g eiweißarmes Brot
Streichfett				20 g Streichfett
Honig				30 g Honig
Marmelade				30 g Marmelade
2. Frühstück				
Weintrauben			1	110 g Weintrauben

	biolog. Wertigkeit der EWE	EWE	KE	Zutaten
Mittagessen				
überbackene				13 g Hörnchen
Hörnchen	110	1		50 g eiweißarme Hörnchen
Vogerlsalat			1	20 g Edamerkäse
Himbeeren			1	45 g Vogerlsalat
				120 g Himbeeren tiefgek.
				20 g Zucker
Jause				
Tee				20 g Zucker
Knoblauchbrot				50 g eiweißarmes Brot
grüne Paprika			1	10 g Schmalz
				Knoblauch
				95 g grüne Paprika
Abendessen				
Gurkengemüse			1	140 g Gurken
Kartoffeln	110		1	16 g Mehl
Joghurt				2 Eßl. saurer Rahm
				50 g Kartoffeln
		1		160 g Joghurt
				40 g Kochfettt für den ganzen Tag

ANALYSE

14 g biol. hochwertiges bzw. aufgewertetes Eiweiß
8 g Gesamteiweiß
37 mmol Kalium
9 mmol Natrium
440 mg Kalzium
430 mg Phosphor
2100 Kalorien
8830 Joule

Überbackene Hörnchen 1 EWE

Zutaten:

13 g Hörnchen
50 g eiweißarme Hörnchen
20 g Edamerkäse
Zwiebel
Kochfett

Zubereitung:

Gehackte Zwiebel in Kochfett hell anrösten. Unter die gekochten, abgeschreckten Hörnchen den grob gerissenen Käse und die angeröstete Zwiebel mengen. Die Speise im Backrohr überbacken.

Knoblauchbrot

Zutaten:

eiweißarmes Brot
Schmalz
Knoblauch

Zubereitung:

Schmalz mit etwas Knoblauchmus vermengen auf die Brotscheibe aufstreichen. Das Brot im Backrohr überbacken.

Gurkengemüse 1 KE

Zutaten:

140 g Gurke
16 g Weizenmehl
15 g Kochfett
2 Eßl. Sauerrahm
Kümmel
Dille
Essig

Zubereitung:
Kümmel in Kochfett etwas anlaufen lassen, die grobwürfelig geschnittene Gurke dazu geben, aufgießen und kernweich dünsten. Das Gemüse mit einer Einmach aus Mehl und Kochfett binden, mit saurem Rahm, gehackter Dille und etwas Essig würzen.

TAGESKOSTPLAN 35: 20–25 g Gesamteiweiß, davon **kaliumarm**
2 EWE (14 g) biologisch hochwertiges bzw. aufgewertetes Eiweiß
6 KE

	biolog. Wertigkeit der EWE	EWE	KE	Zutaten
1. Frühstück				
Tee				20 g Zucker
eiweißarmes Brot				100 g eiweißarmes Brot
Streichfett				20 g Streichfett
Honig				30 g Honig
Marmelade				30 g Marmelade
2. Frühstück				
Ananaskompott			1	120 g Ananaskompott mit Kompottsaft
Mittagessen				
Teewürstchen	91	1		50 g Teewürstchen
Kartoffelrösti			2	100 g Kartoffeln
gedünstetes Weißkraut			1	10 g eiweißarmes Mehl
				125 g Weißkraut
				Zwiebel
Jause				
Tee				20 g Zucker
eiweißarmer Zwieback				50 g eiweißarmer Zwieback
Honig				30 g Honig
Abendessen				
Eier-	118	1		36 g Ei
Gemüsebrötchen				28 g Semmel
Kompottpfirsiche mit				50 g eiweißarmes Brot
Schlagobers			1	30 g Karfiol
				40 g Karotten
				70 g Spargel
				2 Eßl. Mayonnaise
			1	150 g Kompottpfirsiche ohne Saft
				30 g Schlagobers
				Zucker

ANALYSE

14 g biol. hochwertiges bzw. aufgewertetes Eiweiß
21 g Gesamteiweiß
39 mmol Kalium
28 mmol Natrium
175 mg Kalzium
325 mg Phosphor
2200 Kalorien
9240 Joule

Kartoffelrösti 2 KE

Zutaten:
100 g Kartoffeln
10 g eiweißarmes Mehl
Kochfett

Zubereitung:
Gekochte, ausgekühlte Kartoffeln grob reißen. Kochfett in einer Pfanne schmelzen, die Kartoffeln dazugeben, mit eiweißarmem Mehl stauben und unter Wenden mit der Schmarrenschaufel abbraten.

Gedünstetes Weißkraut 1 KE

Zutaten:
125 g Weißkraut
10 g Kochfett
Kümmel
Zwiebel
Zucker
Pfeffer
evtl. Essig

Zubereitung:
Das Weißkraut feinnudelig schneiden. Gehackte Zwiebel und Kümmel mit Kochfett anrösten, mit etwas Zucker kurz durchrösten, das nudelig geschnittene Weißkraut dazugeben, durchrösten, aufgießen und weich dünsten. Mit Pfeffer, evtl. mit einigen Tropfen Essig würzen.

Eierbrötchen 1 EWE

Zutaten:
28 g Semmelscheiben
36 g Ei
Streichfett
Muskat
evtl. Schnittlauch

Zubereitung:
Unter das weichgerührte Streichfett das hartgekochte passierte Ei mengen, mit Muskat würzen. Die Semmelscheiben damit bestreichen, evtl. mit Schnittlauch bestreuen.

Gemüsebrötchen 1 KE

Zutaten:
50 g eiweißarmes Brot
30 g Karfiol
40 g Karotten
70 g Dosenspargel
2 Eßl. Mayonnaise
Petersilie
Apfel
Zitronensaft
Essig

Zubereitung:
Das gekochte, kleingeschnittene Gemüse mit der Mayonnaise und 1 Kaffeelöffel feingewürfeltem Apfel vermengen. Evtl. mit Zitronensaft oder Essig würzen. Die belegten Brötchen mit gehackter Petersilie bestreuen.

TAGESKOSTPLAN 36: 20–25 g Gesamteiweiß, davon **kaliumarm**
2 EWE (14 g) biologisch hochwertiges bzw. aufgewertetes Eiweiß
6 KE

	biolog. Wertigkeit der EWE	EWE	KE	Zutaten
1. Frühstück				
Tee				20 g Zucker
eiweißarmes Brot				100 g eiweißarmes Brot
Streichfett				20 g Streichfett
Honig				30 g Honig
Marmelade				30 g Marmelade
2. Frühstück				
Mandarinen			1	100 g Mandarinen
Mittagessen				
Gefüllte Paprika	91	1	3	40 g fasch. Schweinefleisch
eiweißarme Hörnchen				20 g eiweißarmes Brot
				95 g grüne Paprika
				130 g Tomaten
				20 g eiweißarmes Mehl
				50 g eiweißarme Teigwaren
				20 g Kochfett
Jause				
Tee				20 g Zucker
Markbrot				50 g eiweißarmes Brot
				20 g Knochenmark
				Knoblauch
				Zwiebelringe
Abendessen				
Apfelstrudel	110	1		32 g fertigen Strudelteig
Vanillecreme			2	280 g Äpfel
				20 g eiweißarme Semmelbrösel
				20 g Butter
				20 g Zucker
				160 g Kaffeeobers, Wasser
				20 g Puddingpulver
				20 g Zucker

ANALYSE

14 g biol. hochwertiges bzw. aufgewertetes Eiweiß
20 g Gesamteiweiß
38 mmol Kalium
4 mmol Natrium
251 mg Kalzium
328 mg Phosphor
2300 Kalorien
9660 Joule

Gefüllte Paprika 1 EWE, 3 KE

Zutaten:
- 20 g eiweißarmes Brot
- 40 g faschiertes Schweinefleisch
- 95 g grüne Paprika
- Pfeffer
- Majoran
- evtl. Suppe
- 130 g Tomaten
- 20 g eiweißarmes Mehl
- Oregano oder Majoran
- Zucker
- Kochfett

Zubereitung:
Das eiweißarme Brot in etwas Wasser oder Suppe einweichen, ausdrücken und mit der Gabel zerkleinern. Fleisch, Brot, Majoran und Pfeffer gut vermengen, in den ausgehöhlten Paprika füllen. Den Paprika halbweich dünsten.
Zucker in etwas Fett anlaufen lassen, die zerkleinerten Tomaten dazugeben und zugedeckt weichdünsten, passieren. Den Paprika in der Tomatensoß fertig dünsten, mit Majoran oder Oregano würzen und mit einer Einmach aus eiweißarmem Mehl und Kochfett binden.

Markbrot

Zutaten:
- 50 g eiweißarmes Brot
- 20 g Knochenmark
- Knoblauch

Zubereitung:
Knochenmark und Knoblauchmus gut miteinander verrühren. Das eiweißarme Brot damit bestreichen und im Backrohr überbacken.

Apfelstrudel 2 KE

Zutaten:
- 1 Blatt Strudelteig
- 280 g Äpfel
- 20 g eiweißarme Brösel
- 20 g Kochfett
- 20 g Zucker
- Zimt

Zubereitung:
1 Blatt Strudelteig mit in Kochfett angerösteten Bröseln, den blättrig geschnittenen Äpfeln, Zucker und Zimt belegen, einrollen, mit Kochfett bepinseln und backen.

TAGESKOSTPLAN 37: 20–25 g Gesamteiweiß, davon **kaliumarm**
2 EWE (14 g) biologisch hochwertiges bzw. aufgewertetes Eiweiß
6 KE

	biolog. Wertigkeit der EWE	EWE	KE	Zutaten
1. Frühstück				
Tee				20 g Zucker
eiweißarmes Brot				100 g eiweißarmes Brot
Streichfett				20 g Streichfett
Honig				30 g Honig
Marmelade				30 g Marmelade
2. Frühstück				
Kirschenkompottfrüchte			1	150 g Kirschenkompottfrüchte ohne Saft

	biolog. Wertigkeit der EWE	EWE	KE	Zutaten
Mittagessen				
Bauernomelette	118	1	2	36 g Ei
Roter Rübensalat			1	20 g Fleckerln
				100 g Kartoffel
				Zwiebel
				100 g Rote Rüben
				20 g Kochfett
Jause				
Tee				20 g Zucker
eiweißarme Kekse				50 g eiweißarme Kekse
Honig				30 g Honig
Abendessen				
Brötchen mit	122	1		100 g eiweißarmes Brot
Eigervais				20 g Streichfett
Paprika				38 g Ei
Radieschen				20 g Gervais
			1	95 g grüne Paprika
			1	75 g Radieschen

ANALYSE

14 g biol. hochwertiges bzw. aufgewertetes Eiweiß
26 g Gesamteiweiß
33 mmol Kalium
9 mmol Natrium
130 mg Kalzium
345 mg Phosphor
2010 Kalorien
8435 Joule

Bauernomelette 1 EWE, 2 KE

Zutaten:

20 g Fleckerln
100 g Kartoffeln
36 g Ei
Zwiebel
Pfeffer
Kochfett

Zubereitung:

Die Fleckerln kochen und abschrecken. Die gekochten Kartoffel blättrig schneiden. Feingehackte Zwiebel mit Kochfett hell anrösten. Die Fleckerln und die Kartoffel dazugeben, vermischen und gut durchrösten, das Ei darüber schlagen und stocken lassen.

Brötchen mit Eigervais 1 EWE

Zutaten:

100 g eiweißarmes Brot
20 g Streichfett
38 g Ei
20 g Gervais
Schnittlauch

Zubereitung:

Das hartgekochte Ei passieren und mit Streichfett und Gervais verrühren. Aufstreichen und mit gehacktem Schnittlauch bestreuen.

TAGESKOSTPLAN 38: 20–25 g Gesamteiweiß, davon **kaliumarm**
2 EWE (14 g) biologisch hochwertiges bzw. aufgewertetes Eiweiß
6 KE

	biolog. Wertigkeit der EWE	EWE	KE	Zutaten
1. Frühstück				
Tee				20 g Zucker
eiweißarmes Brot				100 g eiweißarmes Brot
Streichfett				20 g Streichfett
Honig				30 g Honig
Marmelade				30 g Marmelade
2. Frühstück				
Aprikosentrinkfrucht			1	140 g Aprikosentrinkfrucht
Mittagessen				
Topfennudeln	110	1		13 g Teigwaren
Paprikagemüse			2	50 g eiweißarme Teigwaren
flambierte Apfelscheiben			1	40 g Topfen, 20% Fett
				20 g Grammeln
				190 g Paprika
				140 g Apfel
				1 Kfl. Preiselbeerkompott
				1 Eßl. gesüßtes Schlagobers
				10 g Öl zum Kochen
Jause				
Tee				20 g Zucker
eiweißarmes Biskuit				50 g eiweißarmes Biskuit
Marmelade				30 g Marmelade
Abendessen				
Fleisch-Gemüseaspik	98	1	1	20 g fertiges Roastbeef
Oberskren				70 g Dosenspargel
Salat			1	50 g Eierschwammerln (Dose)
Bauernbrot				40 g Karotten
				15 g Gelatine
				Eßl. Schlagobers
				Kren
				90 g Kopfsalat
				100 g eiweißarmes Brot
				20 g Butter

ANALYSE

14 g biol. hochwertiges bzw. aufgewertetes Eiweiß
23 g Gesamteiweiß
34 mmol Kalium
15 mmol Natrium
155 mg Kalzium
310 mg Phosphor
2240 Kalorien
9400 Joule

Topfennudeln 1 EWE

Zutaten:

13 g Teigwaren
50 g eiweißarme Teigwaren
20 g Grammeln
40 g Bröseltopfen

Zubereitung:

Die Teigwaren kochen, abschrecken, miteinander vermengen. Die Grammeln feinhacken, erhitzen, die Teigwaren dazugeben, gut erwärmen, anrichten, den Bröseltopfen über die Speise bröseln.

Paprikagemüse 2 KE

Zutaten:

190 g Paprika
Olivenöl
Rosmarin

Zubereitung:

Die entkernten Paprika der Länge nach halbieren und mit Olivenöl, Rosmarin und etwas Wasser zugedeckt weichdünsten.

Flambierte Apfelscheiben 1 KE

Zutaten:

140 g Apfel
10 g Butter
1 Kfl. Preiselbeeren
1 Eßl. Weinbrand
1 Eßl. gesüßtes Schlagobers

Zubereitung:

Den geschälten Apfel entkernen, in ¾ cm dicke Scheiben schneiden. Weinbrand ins Wasserbad stellen und erhitzen. Die Apfelscheiben in Butter kernweich braten, auf angewärmten Tellern anrichten, mit Preiselbeeren und gesüßtem Schlagobers garnieren, den erhitzten Weinbrand über die Speise geben und anzünden.

Fleisch-Gemüseaspik 1 EWE, 1 KE

Zutaten:

200 g Suppe (Rind- oder Hühnersuppe) oder Essigwasser
15 g Gelatine
20 g fertiges Roastbeef
70 g Dosenspargel
50 g Eierschwammerln (Dose)
40 g Karotten
Petersilie

Zubereitung:

Die Gelatineblätter in kaltem Wasser einweichen. Die Suppe oder das Essigwasser zum Kochen bringen, von der Kochstelle nehmen, die Gelatineblätter ausdrücken, in der Flüssigkeit auflösen, mit gehackter Petersilie, evtl. mit Essig würzen. Eine Suppenschale oder eine kleine Schüssel 1 cm hoch mit der Aspikmasse ausgießen, erstarren lassen. Das Roastbeef nudelig schneiden, das Gemüse zerkleinern und beides einfüllen, mit Aspikmasse auffüllen und erstarren lassen. Zum Stürzen den Rand des Aspiks mit dem Messer lösen, das Gefäß in heißes Wasser tauchen, dann stürzen.

Oberskren

Zutaten:

1 Eßl. steif geschlagenes Schlagobers
Kren
Essig

Zubereitung:

Kren fein reißen, mit etwas Essig beträufeln und vermengen und unter das steif geschlagene Schlagobers mengen.

TAGESKOSTPLAN 39: 20–25 g Gesamteiweiß, davon **streng kaliumarm**
2 EWE (14 g) biologisch hochwertiges bzw. aufgewertetes Eiweiß
2 ⅓ KE

	biolog. Wertigkeit der EWE	EWE	KE	Zutaten
1. Frühstück				
Tee				20 g Zucker
eiweißarmes Brot				100 g eiweißarmes Brot
Streichfett				20 g Streichfett
Honig				30 g Honig
Marmelade				30 g Marmelade
2. Frühstück				
Kompottbirne			½	150 g Kompottbirnen ohne Saft
eiweißarme Kekse				50 g eiweißarme Kekse
Mittagessen				
Blätterteig-pastetchen	91	1	⅓	50 g Blätterteig 35 g Hühnerfleisch 40 g Dosenchampignons
Fisolensalat			1	140 g Schnittbohnen 20 g Kochöl
Jause				
Tee				20 g Zucker
eiweißarme Waffeln				50 g eiweißarme Waffeln
Honig				30 g Honig
Abendessen				
Schnittlauchtopfen	110	1		45 g Topfen, 40% Fett Schnittlauch
Semmel				21 g Semmel
eiweißarmes Brot				50 g eiweißarmes Brot
Streichfett				20 g Streichfett
Gurkensalat			½	70 g Gurken 10 g Öl

ANALYSE

14 g biol. hochwertiges bzw. aufgewertetes Eiweiß
21 g Gesamteiweiß
15 mmol Kalium
13 mmol Natrium
150 mg Kalzium
305 mg Phosphor
2300 Kalorien
9660 Joule

Blätterteigpastetchen 1 EWE, ⅓ KE

Zutaten:

50 g Blätterteig, tiefgek.
35 g Hühnerfleisch
40 g Dosenchampignons
Zwiebel
Petersilie
Kochfett
1 Klf. Kaffeeobers
Pfeffer
Majoran

Zubereitung:
Aus dem Blätterteig einen runden Boden und zwei Ringe ausstechen (zusammen 50 g). Die Blätterteigringe auf den Boden setzen und backen. Das Pastetchen mit Hühner-Champignon-Haschee füllen und servieren.
Hühner-Champignon-Haschee: Etwas feingehackte Zwiebel und feingehackte Petersilie in Kochfett hell anrösten, die feingeschnittenen Champignons und feingeschnittenes Hühnerfleisch dazugeben, aufgießen und weich dünsten, mit 1 Kfl. Kaffeeobers, Pfeffer und Majoran würzen.
Das Haschee kann auch mit einer Einmach aus eiweißarmem Mehl und Kochfett gebunden werden.

Fisolensalat 1 KE

Zutaten:

140 g Schnittbohnen
Essig
Öl
Zucker
Majoran

Zubereitung:
Weichgekochte Schnittbohnen noch heiß mit einer Marinade aus Essig, Öl, Zucker und evtl. Majoran würzen.

Gurkensalat ½ KE

Zutaten:

70 g Gurken
Essig
Öl
Dille
1 Eßl. Kaffeeobers

Zubereitung:
Essig, Öl, gehackte Dille und Kaffeeobers vermengen und über die blättrig geschnittene Gurke geben.

TAGESKOSTPLAN 40: 20–25 g Gesamteiweiß, davon **kalziumreich**
2 EWE (14 g) biologisch hochwertiges bzw. aufgewertetes Eiweiß
6 KE

	biolog. Wertigkeit der EWE	EWE	KE	Zutaten
1. Frühstück				
Tee				20 g Zucker
eiweißarmes Brot				100 g eiweißarmes Brot
Streichfett				20 g Streichfett
Honig				30 g Honig
Marmelade				30 g Marmelade
2. Frühstück				
Himbeeren			1	120 g tiefgekühlte Himbeeren
				20 g Zucker

	biolog. Wertigkeit der EWE	EWE	KE	Zutaten
Mittagessen				
Gemüsestrudel	110	1	2 ½	32 g Strudelteig, tiefgekühlt
grüner Salat			½	150 g Porree
Pudding				35 g Karotten
				20 g Speck
				20 g eiweißarme Brösel
				45 g Kopfsalat
				10 g Öl
				160 g Milch
				15 g Puddingpulver
				Zucker
Jause				
Tee				20 g Zucker
eiweißarmes Brot				50 g eiweißarmes Brot
Streichfett				20 g Streichfett
Honig				30 g Honig
Abendessen				
saure Milch	110	1		160 g saure Milch
Grahamweckerl				22 g Grahamweckerl
Streichfett				20 g Streichfett
eiweißarmes Brot				50 g eiweißarmes Brot
Orangensalat			2	220 g Orangen
				Zucker

ANALYSE

14 g biol. hochwertiges bzw. aufgewertetes Eiweiß
23 g Gesamteiweiß
45 mmol Kalium
10 mmol Natrium
750 mg Kalzium
555 mg Phosphor
2260 Kalorien
9490 Joule

Gemüsestrudel 2 ½ KE

Zutaten:

1 Bl. Strudelteig
150 g Porree
35 g Karotten
20 g Speck
20 g eiweißarme Brösel

Zubereitung:

Das gekochte Gemüse klein schneiden und miteinander vermengen. Den kleinwürfelig geschnittenen Speck anrösten, die eiweißarmen Brösel kurz darin durchrösten. Das aufgebreitete Strudelblatt mit Speck-Bröseln, mit dem Gemüse belegen, einrollen, mit Öl bepinseln und backen.

Orangensalat 2 KE

Zutaten:

220 g Orangen
30 g Zucker oder Honig

Zubereitung:

Die weiße Haut einer geschälten Orange mit einem scharfen Messer abschälen, die Frucht in Scheiben schneiden, anrichten. Zucker oder Honig mit 2 Eßl. Wasser aufkochen, über die Orangenscheiben geben.

TAGESKOSTPLAN 41: 70–75 g Gesamteiweiß, davon
9 EWE (63 g) biologisch hochwertiges bzw. aufgewertetes Eiweiß

	verwendete eiweißberechnete Nahrungsmittel	EWE	biolog. Wertigkeit der EWE	sonstiges Eiweiß ca. g
1. Frühstück				
Milchkaffee	160 g Milch			
Gebäck	63 g Semmel oder			
Käse	Weißbrot			
Butter, Honig	40 g Edamerkäse	3	110	
Marmelade				
2. Frühstück				
Obst	1 Portion			1
	(200 g) Obst			
Mittagessen				
Brathuhn	100 g Hühnerfleisch	3	91	
Reis	50 g Reis			3,5
Gemüse natur	1 Portion			
	(200 g) Gemüse			3
Jause				
Obst	1 Portion			1
	(200 g) Obst			
Abendessen				
Eiernudeln	60 g Nudeln			
grüner Salat	118 g Ei	3	118	
	1 Portion			
	grüner Salat			1

TAGESKOSTPLAN 42: 70–75 g Gesamteiweiß, davon
9 EWE (63 g) biologisch hochwertiges bzw. aufgewertetes Eiweiß

	verwendete eiweißberechnete Nahrungsmittel	EWE	biolog. Wertigkeit der EWE	sonstiges Eiweiß ca. g
1. Frühstück				
Kakao	320 g Vollmilch			
Kipfel	42 g Kipfel	2	110	
Butter				
Marmelade				
Honig				
2. Frühstück				
Roggenvollkornbrot	40 g Roggenvollkornbrot			
Joghurt	125 g Joghurt	1	100	
Obst	1 Portion (200 g) Obst			1
Mittagessen				
Karfiolauflauf	200 g Karfiol			4
Kartoffeln	36 g Mehl	3	136 bzw.	
	36 g Butter		122 bzw.	
	160 g Milch		110	
	56 g Ei			
	10 g Reibkäse			
	225 g Kartoffeln			
Jause				
Obst	1 Portion (200 g) Obst			1
Abendessen				
Pfeffermakrele	90 g Pfeffermakrele	3	87	
Mischbrot	50 g Mischbrot			3,5
Butter				
Senfgurken	200 g Senfgurken			2

Karfiolauflauf

Zutaten:

200 g Karfiol
36 g Butter
36 g Mehl
160 g Milch
evtl. Wasser
56 g Ei
10 g Reibkäse
Salz
Muskat

Zubereitung:

Den Karfiol in Salzwasser kernweich kochen. Eine Auflaufform ausfetten, den Karfiol einschichten. Butter und Mehl hell anlaufen lassen, mit Milch, evtl. mit Wasser aufgießen und zu einem dicken Bechamel einkochen. Unter das etwas ausgekühlte Bechamel Eidotter, Salz und geriebene Muskatnuß mengen, den steif geschlagenen Eischnee unterheben, das Bechamel über den Karfiol geben, mit Reibkäse bestreuen und backen.

TAGESKOSTPLAN 43: 70–75 g Gesamteiweiß, davon
9 EWE (63 g) biologisch hochwertiges bzw. aufgewertetes Eiweiß

	verwendete eiweißberechnete Nahrungsmittel	EWE	biolog. Wertigkeit der EWE	sonstiges Eiweiß ca. g
1. Frühstück				
Tee mit Milch	160 g Milch			
Eierspeise	72 g Ei	3	122 bzw.	
Semmel	77 g Gebäck		118	
2. Frühstück				
Obst	1 Portion			
	(200 g) Obst			1
Mittagessen				
Geschnetzeltes	120 g Schweins-			
Kartoffeln	lungenbraten	3	91	
Tomatensalat	200 g Kartoffeln			4
	200 g Tomaten			2
Jause				
Obst	1 Portion			
	(200 g) Obst			1
Abendessen				
Weißbrot	63 g Weißbrot			
Topfenaufstrich	45 g Topfen	3	110	
Käse	40 g Edamerkäse			
Brot	1 Portion			
Salat	Salat			3

Geschnetzeltes

Zutaten:

Zwiebel
Kochfett
120 g Schweinslungenbraten
Salz
Pfeffer
Majoran

Zubereitung:
Feingeschnittene Zwiebel in Kochfett hell anrösten, die sehr dünn geschnittenen Schweinslungenbratenscheiben dazugeben, durchrösten, mit Salz, Pfeffer und Majoran würzen und gleich servieren.

TAGESKOSTPLAN 44: 70–75 g Gesamteiweiß, davon **kaliumarm** (50 mmol Kalium)
9 EWE (63 g) biologisch hochwertiges bzw. aufgewertetes Eiweiß

	verwendete eiweißberechnete Nahrungsmittel	EWE	biolog. Wertigkeit der EWE	Kalium mmol
1. Frühstück				
Milch	250 g Milch	2	100	15,6
Roggenvollkornbrot	80 g Roggenvollkornbrot			
Käse	30 g Edamerkäse	1	88	
2. Frühstück				
1 KE Obst	100 g Mandarine			5
Mittagessen				
Gebratener Eier-	32 g Ei	1	106	2,3
reis mit	40 g Reis			
Schinken	70 g Schinken	2	91	4,6
1 KE Salat	70 g grüner Salat			5
Jause				
Tee				
eiweißarmer Kuchen				
Abendessen				
Semmelschmarren	72 g Ei	2	118	4
Zwetschkenkompott	160 g Milch			
1 KE	77 g Semmel	1	110	6,9
	50 g Semmel			1,4
	90 g Zwetschkenkompott			

Gebratener Eierreis mit Schinken

Zutaten:

40 g Reis
32 g Ei
70 g Schinken
Kochfett
Salz
Majoran

Zubereitung:

Einen in Salzwasser gegarten Reis (wie Teigwaren gegart) mit einer mit der Gabe zerkleinerten Eierspeise und in Streifen geschnittenem gebratenem Schinken vermengen. Mit Salz und Majoran würzen.

Semmelschmarren

Zutaten:

127 g Semmel
160 g Milch
72 g Ei
Salz
Zucker
Kochfett

Zubereitung:

Die Semmeln halbieren und dünnblättrig schneiden. Milch, Ei Salz und Zucker vermengen, über die Semmeln gießen, leicht andrücken und ½ Stunde ziehen lassen. In eine Pfanne mit erhitztem Kochfett geben und unter Umwenden backen.

TAGESKOSTPLAN 45: 70–75 g Gesamteiweiß, davon **kaliumarm** (50 mmol Kalium)
9 EWE (63 g) biologisch hochwertiges bzw. aufgewertetes Eiweiß

	verwendete eiweißberechnete Nahrungsmittel	EWE	biolog. Wertigkeit der EWE	Kalium mmol
1. Frühstück				
Tee				
Eiaufstrich	108 g Semmeln	3	118	6
Brot	84 g Ei			
2. Frühstück				
1 KE Obst	140 g Aprikosennektar			5
Mittagessen				
Bratwurst	165 g Bratwurst	3	91	8,4
Brot	50 g Mischbrot			2,3
Sauerkraut 2 KE	250 g Sauerkraut			10
Jause				
1 KE Obst	100 g Mandarine			5
Abendessen				
Fleischpudding	35 g Kalbfleisch	1	91	2,5
Champignonsoß	72 g Ei	2	118	1,8
	30 g Mehl			
	100 g Kaffeeobers			3,5
	50 g Champignons			5
	15 g Mehl			
	2 Eßl. saurer Rahm			

Eiaufstrich

Zutaten:
20 g Butter
84 g Ei
Salz
Muskat

Zubereitung:
Butter weich rühren und mit dem hartgekochten, passierten Ei und den Gewürzen vermengen.

Fleischpudding

Zutaten:
35 g Kalbfleisch
30 g Mehl
30 g Kochfett
100 g Kaffeeobers
72 g Ei
Salz
Pfeffer
Majoran

Zubereitung:
Gebratenes Kalbfleisch ganz fein schneiden. Mehl in Kochfett hell anlaufen lassen, mit Kaffeeobers aufgießen evtl. etwas Wasser dazu geben und zu einem dicken Bechamel einkochen. Fleisch, Eidotter, steif geschlagenen Eischnee und die Gewürze unter das etwas ausgekühlte Bechamel mengen, die Puddingmasse in eine befettete, bemehlte Puddingform füllen und ½ Stunde im Wasserbad kochen.

TAGESKOSTPLAN 46: 70–75 g Gesamteiweiß, davon **kaliumarm** (50 mmol Kalium)
9 EWE (63 g) biologisch hochwertiges bzw. aufgewertetes Eiweiß

	verwendete eiweißberechnete Nahrungsmittel	EWE	biolog. Wertigkeit der EWE	Kalium mmol
1. Frühstück				
Milchkaffee	80 g Milch	½	110	3,5
Gebäck	41 g Semmel			
Schinkenaufstrich	67 g Gervais	1 ½	110	2,4
	35 g Schinken	1	91	2,3
2. Frühstück				
1 KE Obst	110 g Mango			5
Mittagessen				
Gemüsesuppe	110 g Mischgemüse			5
Topfenknödel	10 g Mehl			
Erdbeersoß 1 KE	72 g Ei			
	44 g Grieß	2	118	1,8
	60 g Topfen	1	88	1,4
	125 g Erdbeeren			5
	10 g Puddingpulver			
Jause				
Tee				
eiweißarme Kekse				
Abendessen				
Brot	100 g Weißbrot			3,2
Leberpastete	50 g Leberpastete	1	91	1,8
Salami	40 g Salami	1	91	2
Frischkäse	60 g Frischkäse	1	88	1,3
2 KE Salat oder Rohgemüse	2 KE Salat			10

Schinkenaufstrich

Zutaten:
- 67 g Gervais
- 35 g Schinken
- Salz, Kren

Zubereitung:
Gervais und ganz fein gehackten Schinken vermengen und mit Salz und Kren würzen.

Topfenknödel

Zutaten:
- 20 g Butter
- 60 g Topfen
- 72 g Ei
- 44 g Grieß
- Salz
- 20 g Semmelbrösel
- Butter
- Zucker

Zubereitung:
Weich gerührte Butter mit Topfen, Ei und Grieß vermengen und ½ Stunde rasten lassen. Mit dem Löffel Nocken abstechen und in kochendes Salzwasser einlegen. 10 Minuten mehr ziehen als kochen lassen. Mit angerösteten Semmelbröseln und Zucker servieren.

TAGESKOSTPLAN 47: 75–80 g Gesamteiweiß, davon **kaliumarm** (50 mmol Kalium)
10 EWE (70 g) biologisch hochwertiges bzw. aufgewertetes Eiweiß

	verwendete eiweißberechnete Nahrungsmittel	EWE	biolog. Wertigkeit der EWE	Kalium mmol
1. Frühstück				
Milchkaffee	125 g Milch	1	100	7,8
Roggenvollkornbrot	40 g Roggenvollkornbrot			
Frischkäse	120 g gekörnten Frischkäse	2	88	2,6
2. Frühstück				
1 KE Obst	100 g Pfirsiche			5
Mittagessen				
Putenragout	105 g Putenfleisch	3	87	7,8
Semmelknödel	140 g Mischgemüse			10
	10 g Mehl			
	2 Eßl. sauren Rahm			
	1 Semmelknödel			2,4
Jause				
Buttermilch	150 g Buttermilch	1	110	6,9
Grahambrot	22 g Grahambrot			
Abendessen				
Eisalat	84 g Ei	3	118	6
Brot	108 g Weißbrot			

Putenragout

Zutaten:

105 g Putenfleisch
140 g Mischgemüse
Kochfett
Petersilie
10 g Mehl
2 Eßl. saurer Rahm

Zubereitung:

Das kleingeschnittene Putenfleisch mit Kochfett rasch abbraten, das tiefgekühlte Mischgemüse und gehackte Petersilie dazu geben, salzen, aufgießen und weich dünsten. Das Ragout mit einer Kochfett-Mehleinmach binden und mit saurem Rahm servieren.

Eisalat

Zutaten:

84 g Ei
Essig
Öl
Salz
Majoran
Zwiebel
Schnittlauch

Zubereitung:

Die hartgekochten, blättrig geschnittenen Eischeiben mit Essig, Öl, Salz, Majoran, Zwiebel und gehacktem Schnittlauch marinieren.

TAGESKOSTPLAN 48: 75–80 g Gesamteiweiß, davon **kaliumarm** (50 mmol Kalium)
10 EWE (70 g) biologisch hochwertiges bzw. aufgewertetes Eiweiß

	verwendete eiweißberechnete Nahrungsmittel	EWE	biolog. Wertigkeit der EWE	Kalium mmol
1. Frühstück				
Milch	160 g Milch	1	110	7
Buttersemmel	71 g Semmel			4,6
Schinken	70 g Schinken	2	91	
2. Frühstück				
1 KE Obst	110 g Weintrauben			5
Mittagessen				
Eiernudeln	108 g Ei	3	118	5,4
1 KE Salat	60 g Nudeln			
	90 g grüner Salat			5
Jause				
Tee				
Grahamweckerl	22 g Grahamweckerl	1	110	2,9
Käse	18 g Emmentaler			
Abendessen				
Naturschnitzel	105 g Kalbfleisch	3	91	7,5
Kartoffelnudeln	100 g Kartoffel			10
mit Brösel	50 g Mehl			1,5
	20 g Ei			
	20 g Semmelbrösel			

Kartoffelnudeln mit Brösel

Zutaten:

100 g Kartoffeln
50 g Mehl
20 g Ei
Salz
30 g Kochfett
20 g Brösel

Zubereitung:

Die gekochten, passierten, etwas ausgekühlten Kartoffeln mit Mehl, Salz, Ei und Kochfett vermengen, abkneten, eine Rolle formen, 1 cm lange Stücke schneiden, in kochendes Salzwasser einlegen und etwa 10 Minuten leicht kochen. Mit dem Schöpflöffel herausheben und in angerösteten Semmelbröseln schwenken.

TAGESKOSTPLAN 49: 75–80 g Gesamteiweiß, davon **kaliumarm** (50 mmol Kalium)
10 EWE (70 g) biologisch hochwertiges bzw. aufgewertetes Eiweiß

	verwendete eiweißberechnete Nahrungsmittel	EWE	biolog. Wertigkeit der EWE	Kalium mmol
1. Frühstück				
Tee	56 g Semmel	2	118	4
Gebäck mit Ei	76 g Ei			
Wurst	50 g Wurst	1	91	2,3
2. Frühstück				
1 KE Obst	160 g Birne			5
Mittagessen				
Schweinsfilet	120 g Schweinslungenbraten	3	91	8,7
Reis	50 g Reis			1,2
2 KE Salat	2 KE Salat			10
Jause				
Buttermilch	120 g Buttermilch	1	100	7,2
Roggenvollkornbrot	40 g Roggenvollkornbrot			
Abendessen				
Käseomelette	114 g Ei	3	122	4,2
Gebäck	24 g Emmentaler			
1 KE Salat	50 g Weißbrot			1,6
	90 g Kopfsalat			5

Schweinsfilet

Zutaten:

120 g Schweinslungenbraten
Salz
Pfeffer
Knoblauch
Öl

Zubereitung:

Einen Schweinslungenbraten in ½ cm dicke Scheiben teilen, mit Salz, grob gemahlenem Pfeffer und Knoblauch würzen, einölen und etwas ziehen lassen. Die Filetscheiben rasch beidseitig abbraten.

Käseomelette

Zutaten:

118 g Ei
Salz
Kochfett
24 g Emmentaler

Zubereitung:

Ei und Salz zerklopfen. Kochfett in einer Pfanne heiß werden lassen, die Eimasse dazugeben, an der Unterseite hellbräunlich backen, die Oberseite soll cremig weich sein. Den geriebenen Emmentaler auf das Omelett streuen, zusammenklappen und gleich servieren.

TAGESKOSTPLAN 50: 80–85 g Gesamteiweiß, davon
10 EWE (70 g) biologisch hochwertiges bzw. aufgewertetes Eiweiß
84 mmol Kalium

	verwendete eiweißberechnete Nahrungsmittel	EWE	biolog. Wertigkeit der EWE	sonstiges Eiweiß ca. g
1. Frühstück				
Tee mit Milch	160 g Milch	1	110	
weiches Ei	72 g Ei	2	118	
Gebäck	77 g Semmel			
2. Frühstück				
2 KE Obst	220 g Orangen			2
Mittagessen				
Pasta asciutta	105 g Rindfleisch	3	91	
Salat	Zwiebel			
	100 g Tomaten			
	50 g Spaghetti			
	200 g Gemüse für Salat			2
Jause				
Roggenvollkornbrot	40 g Roggenvollkornbrot	1	100	
Joghurt	125 g Joghurt			
Abendessen				
Grießsuppe	20 g Grieß			
gratinierte Broccoli	200 g klare Suppe			4
	150 g Broccoli			
	16 g Mehl			
	160 g Milch	1	110	
	20 g Edamerkäse			
	21 g Semmelbrösel	1	110	
	1 Eidotter	1	100	
	17 g Schinken		91	

Gratinierte Broccoli

Zutaten:

150 g Broccoli
16 g Mehl
16 g Kochfett
160 g Milch
Salz
Muskat
1 Eidotter
17 g Schinken
21 g Semmelbrösel
20 g Edamerkäse

Zubereitung:

Die Broccoli in Salzwasser kernweich kochen, in eine befettete Auflaufform geben, mit Bechamelsoß übergießen, mit Semmelbröseln und Reibkäse bestreuen und backen.
Bechamelsoß: Mehl in gleichviel Kochfett hell anlaufen lassen, mit Milch aufgießen, verkochen, mit Salz und Muskat würzen. Eidotter und gehackten Schinken untermengen.

TAGESKOSTPLAN 51: 80–85 g Gesamteiweiß, davon
10 EWE (70 g) biologisch hochwertiges bzw. aufgewertetes Eiweiß
76 mmol Kalium

	verwendete eiweißberechnete Nahrungsmittel	EWE	biolog. Wertigkeit der EWE	sonstiges Eiweiß ca. g
1. Frühstück				
Kakao	320 g Milch	3	110	
Gebäck	63 g Semmel			
Gervais	45 g Gervais			
2. Frühstück				
Obst	150 g Birne			1
Mittagessen				
Selchfleisch	105 g Selchfleisch	3	91	
Kartoffeln	200 g Kartoffeln			4
Blaukraut	200 g Blaukraut			3
Jause				
Buttermilch	120 g Buttermilch	1	110	
Roggenvollkornbrot	40 g Roggenvollkornbrot			
Abendessen				
Suppe mit Leberreis	25 g Rindsleber	1	91	
Biskuitomelette	⅓ Ei			
	10 g Maizena			
	200 g klare Suppe			
	2 Eier	2	100	
	40 g Mehl			
	50 g Zucker			4
	Marmelade			

Suppe mit Leberreis

Zutaten:
- 25 g Rindsleber
- ⅓ Ei
- 10 g Maizena

Zubereitung:
Feingeschabte Rindsleber mit Ei, Maizena, Salz und Majoran vermengen, etwas ziehen lassen und durch ein Lochsieb in die kochende Suppe einstreichen.

Biskuitomelette

Zutaten:
- 2 Eier
- 50 g Zucker
- 40 g Mehl
- Marmelade

Zubereitung:
Eiklar mit Zucker steif aufschlagen, Eidotter, Mehl und einen Hauch Salz unterheben. In eine befettete, bemehlte Pfanne streichen und bei 180 ° backen, stürzen, mit Marmelade füllen und zusammenklappen.

TAGESKOSTPLAN 52: 80–85 g Gesamteiweiß, davon
10 EWE (70 g) biologisch hochwertiges bzw. aufgewertetes Eiweiß
89 mmol Kalium

	verwendete eiweißberechnete Nahrungsmittel	EWE	biolog. Wertigkeit der EWE	sonstiges Eiweiß ca. g
1. Frühstück				
Joghurt	250 g Joghurt	2	100	
Roggenmischbrot	84 g Roggenmischbrot			
Schinken	35 g Schinken	1	91	
Orangensaft	200 g Orangensaft			1
2. Frühstück				
Obst	150 g Apfel			1,5
Mittagessen				
Krenfleisch	120 g Schweinefleisch	3	91	
Kartoffeln	150 g Mischgemüse			3
	200 g Kartoffeln			4
Jause				
Tee				
Käsesemmel	21 g Semmel	1	110	
	20 g Edamerkäse			
Abendessen				
Suppe mit Eistich	200 g klare Suppe			
Gemüsestrudel	54 g Ei	1 ½	118	
	63 g Strudelteig			
	21 g Semmelbrösel			
	17 g Schinken	½	91	
	300 g Weißkraut			3
	18 g Emmentalerkäse	1	110	

Suppe mit Eistich

Zutaten:

54 g Ei
1 Kfl. Milch
Salz
Petersilie

Zubereitung:

Ei mit 1 Kfl. Milch zerklopfen, salzen, evtl. gehackte Petersilie hinzufügen, die Eimasse in ein befettetes Gefäß (Schale, Glas, Becher) füllen und im Wasserbad stocken lassen.

Gemüsestrudel

Zutaten:

63 g Strudelteig tiefgek.
21 g Semmelbrösel
Kochfett
17 g Schinken
300 g Weißkraut
Zwiebel
Zucker, Salz
18 g Emmentaler

Zubereitung:

Tiefgekühlten Strudelteig mit Öl beträufeln, mit angerösteten Semmelbröseln, feingehacktem Schinken, gedünstetem Weißkraut belegen, einrollen mit Öl bepinseln, mit Reibkäse bestreuen und backen.

TAGESKOSTPLAN 53: 85–90 g Gesamteiweiß, davon
11 EWE (77 g) biologisch hochwertiges bzw. aufgewertetes Eiweiß
67 mmol Kalium

	verwendete eiweißberechnete Nahrungsmittel	EWE	biolog. Wertigkeit der EWE	sonstiges Eiweiß ca. g
1. Frühstück				
Tee				
Joghurt	250 g Joghurt	2	100	
Wurstbrot	80 g Roggenvollkornbrot			
	50 g Wurst	1	91	
2. Frühstück				
Obst	150 g Trinkfrucht			0,5
Mittagessen				
Gebratene Hühnerleber	90 g Hühnerleber	3	91	
Reis	50 g Reis			3,5
Salat	200 g Salat			4
Jause				
Milchkaffee	160 g Milch	1	110	
Kipfel	21 g Kipfel			
Abendessen				
Kaiserschmarren	110 g Ei			
Kompott	45 g Mehl	3	118	
	90 g Obers		122	
	100 g Zwetschkenkompott			
Spätmahlzeit				
saure Milch	160 g saure Milch			
Semmel	21 g Semmel	1	110	

Gebratene Hühnerleber

Zutaten:

Zwiebel
Kochfett
90 g Hühnerleber
Salz
Majoran

Zubereitung:

Etwas feingeschnittene Zwiebel mit Kochfett hell anrösten, die Hühnerleber dazugeben und rasch abbraten. Mit Salz und Majoran würzen.

Kaiserschmarren

Zutaten:

110 g Ei
45 g Mehl
90 g Obers
100 g Wasser
Kochfett
Salz
Zucker

Zubereitung:

Eiklar sehr steif aufschlagen. Eidotter, Mehl, Obers, evtl. Wasser zu einem dickflüssigen Teig vermengen, mit Salz und etwas Zucker würzen und den steif geschlagenen Eischnee unterziehen. In einer Pfanne Kochfett schmelzen lassen. Die Schmarrenmasse einfüllen, die Unterseite hell backen, die Schmarrenplatte umdrehen, backen, mit der Gabel zerreißen, fertig backen, anzuckern und servieren.

TAGESKOSTPLAN 54: 85–90 g Gesamteiweiß, davon
11 EWE (77 g) biologisch hochwertiges bzw. aufgewertetes Eiweiß
82 mmol Kalium

	verwendete eiweißberechnete Nahrungsmittel	EWE	biolog. Wertigkeit der EWE	sonstiges Eiweiß ca. g
1. Frühstück				
Milchgrieß	320 g Milch	2	110	
weiches Ei	32 g Grieß			
	1 Ei	1	100	
2. Frühstück				
Obst	150 g Kakipflaumen			1
Mittagessen				
gebackenes Schollefilet	100 g Schollefilet	3	87	
Salatplatte	18 g Ei			
	Mehl			
	Semmelbrösel			
	200 g Gemüse für Salat			4
	100 g Kartoffeln			2
Jause				
Pudding	90 g Obers			
mit Ei	15 g Puddingpulver			
	38 g Ei	1	122	
Abendessen				
Kartoffelgulyas	225 g Kartoffeln			
mit Wurst und Ei	Zwiebel			
Wachauer	100 g Wurst	2	91	
	20 g Ei	1	136	
	50 g Wachauer			4
Spätmahlzeit				
Käsebrot	21 g Weißbrot	1	110	
	30 g Camembert			

Pudding mit Ei

Zutaten:

90 g Obers
Wasser
15 g Puddingpulver
Zucker
38 g Ei

Zubereitung:

Obers mit Wasser auf 150 g ergänzen, einen Pudding bereiten, steif geschlagenes Eiklar und Eidotter unterziehen.

TAGESKOSTPLAN 55: 85–90 g Gesamteiweiß, davon
11 EWE (77 g) biologisch hochwertiges bzw. aufgewertetes Eiweiß
77 mmol Kalium

	verwendete eiweißberechnete Nahrungsmittel	EWE	biolog. Wertigkeit der EWE	sonstiges Eiweiß ca. g
1. Frühstück				
Milchkaffee	160 g Milch			
Gebäck	63 g Gebäck	3	110	
Käse	50 g Gorgonzola			
2. Frühstück				
Obst	150 g Pfirsiche			1
Mittagessen				
Zwiebelrostbraten	105 g Rindfleisch	3	91	
Kartoffeln	Zwiebel			
Fisolen natur	200 g Kartoffeln			4
	150 g Fisolen			3
Jause				
saure Milch	160 g saure Milch	1	110	
Weißbrot	21 g Weißbrot			
Abendessen				
Käsepudding	16 g Mehl			
Tomatensoß	160 g Milch	1	110	
	16 g Emmentaler	2	122	
	72 g Ei			
	150 g Tomaten			2
	10 g Mehl			1
Spätmahlzeit				
Schinkenbrot	25 g Roggenmischbrot			2
	35 g Schinken	1	91	

Käsepudding

Zutaten:

16 g Mehl
16 g Kochfett
160 g Milch
16 g Emmentaler
72 g Ei
Salz
Muskat

Zubereitung:

Mehl und gleichviel Kochfett hell anlaufen lassen, mit Milch aufgießen, etwas verkochen. Unter das etwas ausgekühlte Bechamel, den geriebenen Emmentaler, Eidotter, Salz, Muskat unter das steif geschlagene Eiklar heben und ½ Stunde im Wasserbad kochen.

TAGESKOSTPLAN 56: 85–90 g Gesamteiweiß, davon **kaliumarm** (50 mmol Kalium)
11 EWE (77 g) biologisch hochwertiges bzw. aufgewertetes Eiweiß

	verwendete eiweißberechnete Nahrungsmittel	EWE	biolog. Wertigkeit der EWE	Kalium mmol
1. Frühstück				
Milch	220 g Milch	1	88	8,6
Käsesemmel	42 g Semmel	2	110	2
	36 g Edamerkäse			
2. Frühstück				
1 KE Obst	1 KE Apfel – 140 g			5
Mittagessen				
Gebackene Scholle	100 g Schollenfilet	2 ½	87	7,5
Endiviensalat mit	Panier	½		
Kartoffeln	50 g Kartoffeln – 3 KE			5
	120 g Endiviensalat			10
Jause				
Tee				
Blätterteigkipfel	35 g Blätterteig	1	110	1,6
mit Topfen	45 g Topfen			
Abendessen				
Reisauflauf mit	90 g Obers			
Himbeersaft	70 g Ei	2	122	3,7
	40 g Reis		102	2,3
Spätmahlzeit				
Würstel	110 g Würstel	2	91	4,6
Gebäck	50 g Gebäck			1,4

Blätterteigkipfel mit Topfen

Zutaten:
- 35 g Blätterteig
- 45 g Topfen
- Zucker
- Zitronensaft

Zubereitung:
Den tiefgekühlten Blätterteig mit Topfenfülle belegen, zu einem Tascherl zusammenklappen und backen.
Topfenfülle: Den Topfen mit Zucker und Zitronensaft abrühren.

Reisauflauf

Zutaten:
- 90 g Obers
- 40 g Reis
- 1 Eidotter
- Eiklar
- 20 g Zucker
- Salz
- Zitronensaft

Zubereitung:
Obers mit 150 g Wasser verdünnen, leicht salzen, den Reis darin weichdünsten. Unter den etwas überkühlten Milchreis, Eidotter, Zitronensaft und mit Zucker steif aufgeschlagenen Eischnee mengen, backen.

TAGESKOSTPLAN 57: 85–90 g Gesamteiweiß, davon **kaliumarm** (50 mmol Kalium)
11 EWE (77 g) biologisch hochwertiges bzw. aufgewertetes Eiweiß

	verwendete eiweißberechnete Nahrungsmittel	EWE	biolog. Wertigkeit der EWE	Kalium mmol
1. Frühstück				
Tee				
Eierspeise	108 g Ei	3	118	6
Gebäck	84 g Gebäck			
2. Frühstück				
Orange	1 KE			5
	110 g Orange			
Mittagessen				
Champignonfleisch	105 g Kalbfleisch	3	91	7,5
Reis	10 g Mehl			
	1 KE – 50 g Champignons			5
	2 Eßl. saurer Rahm			
	50 g Reis			1,2
Jause				
Buttermilch	150 g Buttermilch	1	110	6,9
Grahamweckerl	22 g Grahamweckerl			
Abendessen				
Gorgonzolanudeln	40 g Teigwaren	3	110	2,7
Salat	75 g Gorgonzola			
	20 g Speck			
	1 KE – 90 g Salat			5
Spätmahlzeit				
Topfencreme mit Früchten	20 g Topfen	1	122	1,7
	38 g Ei			
	1 KE (110 g) Weintrauben			5

Gorgonzolanudeln

Zutaten:

40 g Teigwaren
75 g Gorgonzola
20 g Speck
1 Eßl. Obers
Rosmarin

Zubereitung:
Die Teigwaren in Salzwasser garen, abschrecken. Den kleinwürfelig geschnittenen Speck glasig rösten, den zerbröselten Gorgonzola dazu geben, Obers hinzufügen und cremig einkochen, mit Rosmarin würzen. Die Teigwaren unterziehen.

Topfencreme mit Früchten

Zutaten:

110 g Weintrauben
Zucker
1 Eßl. Weißwein
38 g Ei
20 g Topfen

Zubereitung:
Große Weintrauben der Länge nach halbieren, einzuckern, 1 Eßl. Weißwein hinzufügen. Ei, Topfen und Zucker im Mixbecher schaumig rühren und über die Früchte geben.

TAGESKOSTPLAN 58: 85–90 g Gesamteiweiß, davon **kaliumarm** (50 mmol Kalium)
11 EWE (77 g) biologisch hochwertiges bzw. aufgewertetes Eiweiß

	verwendete eiweißberechnete Nahrungsmittel	EWE	biolog. Wertigkeit der EWE	Kalium mmol
1. Frühstück				
Milchkaffee	160 g Milch	1	110	7
Gebäck	63 g Semmel	2	110	1,8
Käse	40 g Edamerkäse			
Butter				
2. Frühstück				
Obst	1 KE Kaki – 140 g			5
Mittagessen				
Majoranrindschnitzel	105 g Rindfleisch	3	91	7,5
Hörnchen	10 g Mehl			
Karotten natur	1 Eßl. saurer Rahm			
	50 g Hörnchen			2
	70 g Karotten (1 KE)			5
Jause				
Tee				
Grahamweckerl	22 g Grahamweckerl		110	2,3
mit Topfen	45 g Topfen			
Abendessen				
Leberpastete	50 g Leberpastete	1	91	1,8
Eisalat	72 g Ei	2	118	4
Gebäck	56 g Semmel			
Spätmahlzeit				
Milch	125 g Milch	1	100	7,8
Roggenvollkornbrot	40 g Roggenvollkornbrot			

Majoranrindschnitzel

Zutaten:

105 g Rindfleisch
Salz
Kochfett
10 g Mehl
1 Eßl. saurer Rahm

Zubereitung:

Das dünn ausgeklopfte Rindschnitzel salzen, eine Seite bemehlen und mit der bemehlten Seite zuerst beidseitig rasch abbraten, aufgießen, mit Majoran würzen und weich dünsten. Mit 1 Eßl. saurem Rahm servieren.

GRUNDREZEPTE VON SPEISEN,
die besser in größeren Mengen zuzubereiten sind

Biskuitschöberl *3 EWE*

Zutaten:

- 2 Eier
- 65 g Weizenmehl
- Muskatpulver
- Kochfett

Zubereitung:
Das Eiweiß zu steifem Schnee schlagen, Eidotter, Weizenmehl und Muskatpulver untermengen. Die Masse in einer befetteten, bemehlten Form backen.
Verwendung: Als Suppeneinlage.

Grießnockerl *4,5 EWE*

Zutaten:

- 1 Ei
- 50 g Kochfett
- 100 g Grieß
- Muskatpulver
- Petersilie
- 2 Eier

Zubereitung:
Unter das weichgerührte Kochfett die übrigen Zutaten mengen. Die Masse etwa ½ Stunde ziehen lassen. 9 Nockerln formen und in kochende Suppe oder kochendes Wasser einlegen, 10 Minuten leicht kochen, dann etwas ziehen lassen.
2 Grießnockerln + 30 g Ei = 1 EWE.

Kartoffelknödel *1 EWE*

Zutaten:

- 225 g Kartoffel
- 20 g Ei
- 70 g eiweißarmes Mehl
- 20 g Kochfett
- Muskatpulver

Zubereitung:
Die gekochten, zerdrückten, etwas abgekühlten Kartoffeln mit den übrigen Zutaten verkneten.
Verwendung: Kartoffelknödel, Kartoffelnudeln, Obstknödel.

Kartoffelknödel *2 EWE*

Zutaten:

- 225 g Kartoffel
- 56 g Ei
- 22 g Grieß
- 50 g eiweißarmes Mehl
- 20 g Kochfett
- Muskatpulver

Zubereitung:
Die gekochten, zerdrückten, etwas abgekühlten Kartoffeln mit den übrigen Zutaten verkneten.
Verwendung: Kartoffelknödel, Kartoffelnudeln, Obstknödel.

Biskuit *3 EWE*

Zutaten:

2 Eier
65 g Weizenmehl
40 g Zucker
Kochfett

Zubereitung:
Eiweiß mit Zucker sehr steif schlagen, Eidotter und Mehl untermengen. Die Masse in einer befetteten, bemehlten Form backen.
Verwendung: Biskuit, Grundlage für Obsttorten, Torten.

Mürbteig *2 EWE*

Zutaten:

100 g Kochfett
50 g Staubzucker
80 g eiweißarmes Mehl
44 g Weizenmehl
72 g Ei

Zubereitung:
Eiweißarmes Mehl, Weizenmehl und Staubzucker vermengen, mit dem in Schnipsel geschnittenen Kochfett und dem Ei vermengen und gut kneten. Etwas rasten lassen.
Verwendung: Kekse, Mürbteigboden für Obstkuchen, Topfenkuchen.

Gerührter Kuchen *4 EWE*

Zutaten:

3 Eier
90 g Weizenmehl
200 g eiweißarmes Mehl
150 g Zucker
150 g Kochfett
Vanillezucker
20 g Backpulver
50 g Obers + Wasser

Zubereitung:
Zucker, Kochfett und Eidotter abrühren, eiweißarmes Mehl, Weizenmehl, Backpulver und Vanillezucker miteinander vermengen und mit dem steif geschlagenen Eischnee und Obers, eventuell Wasser, unter das Gerührte mengen. In eine befettete, bemehlte Form füllen und backen.
Verwendung: Kuchen, Unterlage für Obstkuchen.

Brandteig *4 EWE*

Zutaten:

¼ l Wasser
40 g Kochfett
3 Eier
90 g Weizenmehl
20 g eiweißarmes Mehl

Zubereitung:
Wasser und Kochfett aufkochen, das eiweißarme Mehl und das Weizenmehl untermengen und so lange kochen, bis sich die Teigmasse vom Pfannenrand löst. Unter den etwas abgekühlten Brandteig nach und nach die Eier mengen. Häufchen auf ein mit Wasser befeuchtetes Backblech setzen und bei guter Hitze backen.
Verwendung: Mit gesüßtem Schlagobers oder Créme als Dessert, oder als Suppeneinlage.

Germteig *4 EWE*

Zutaten:

1 Ei
90 g Weizenmehl
210 g eiweißarmes Mehl
15 g Germ
2 Eßl. Milch
30 g Zucker
40 g Kochfett
Rum

Zubereitung:
Aus Germ, lauwarmer Milch und etwas Zucker ein Dampfl bereiten, die übrigen Zutaten mit dem Dampfl und Wasser nach Bedarf gut abkneten und abschlagen.
Weiterverarbeiten zu Buchteln, Germkuchen, Golatschen, Krapfen.
1 EWE = ¼ des Germteiges + ½ Ei oder + 115 g Milch (Créme).

Rezepte für
WÜRSTE und **PASTETEN** ohne Kochsalzzusatz

Bratwürstchen ohne Haut

Zutaten:

200 g Schweinefleisch
200 g Rindfleisch
20 g grüner Speck
1 kleine Zwiebel
Pfeffer
Basilikum
eventuell
Knoblauch
Kochfett

Zubereitung:
Die Zutaten zweimal durch den Wolf drehen und gut abkneten. Würstchen formen und braten.

Die gesamten Würstchen aus den angegebenen Zutaten enthalten

85,8 g	Eiweiß	83,0 mg	Kalzium
38,7 mmol	Kalium	796,0 mg	Phosphor
2,0 mmol	Natrium	596	Kalorien

Leberwurst

Zutaten:

300 g Schweineleber
80 g roher Schweinespeck
1 Eidotter
20 g Brösel
Zwiebel
Pfeffer
Thymian
Zitronenschalen
Rexgläser

Zubereitung:
Schweineleber mit dem rohen Schweinespeck zweimal faschieren, mit den übrigen Zutaten gut verrühren, in kleine Rexgläser füllen, 1 Stunde sterilisieren.

Die gesamte Leberwurst aus den angegebenen Zutaten enthält

67,0 g	Eiweiß	54,0 mg	Kalzium
25,0 mmol	Kalium	1.189,0 mg	Phosphor
1,2 mmol	Natrium	1.184	Kalorien

Fleischkäse

Zutaten:

200 g Schweinefleisch
200 g Rindfleisch
30 g grüner Schweinespeck
50 g Champignons
1 Semmel
1 Ei
Zwiebel
Pfefferkörner
Majoran

Zubereitung:
Den grünen Speck würfelig schneiden, rösten, Zwiebelstücke und Champignons kurz darin weiterrösten, das würfelig geschnittene Fleisch dazugeben, nochmals rösten und halbweich garen. Das Fleisch mit der eingeweichten, ausgedrückten Semmel zweimal faschieren, mit den Gewürzen und Ei gut verkneten. Den Fleischkäse in eine gefettete Wannenform füllen und im Wasserbad garen.

Der gesamte Fleischkäse aus den angegebenen Zutaten enthält

104,0 g	Eiweiß	78,0 mg	Kalzium
46,5 mmol	Kalium	991,0 mg	Phosphor
1,3 mmol	Natrium	939	Kalorien

Leberkäse

Zutaten:

200 g Schweinefleisch
200 g Kalbs- oder Schweineleber
30 g grüner Speck
Zwiebel
50 g Champignons
1 Semmel
1 Ei
Pfefferkörner
Neugewürz, gemahlen
Gewürznelken, gemahlen
Basilikum

Zubereitung:

Wie vorstehendes Rezept.

Der gesamte Leberkäse aus den angegebenen Zutaten enthält

97,4 g	Eiweiß	68,0 mg	Kalzium
41,3 mmol	Kalium	1.203,0 mg	Phosphor
17,3 mmol	Natrium	943	Kalorien

Rezepte für

BROTE und **GEBÄCK** ohne Kochsalzzusatz

Schwarzbrot

Zutaten:

500 g Roggenmehl
10 g Germ
2 Eßl. Milch
20 g Weizenmehl
Anis
Kümmel

Zubereitung:

Aus Germ, lauwarmer Milch und Weizenmehl ein Dampfl bereiten. Das zimmerwarme Roggenmehl mit dem aufgegangenen Dampfl, den Gewürzen und lauwarmem Wasser zu einem festen Teig verkneten. Den Teig aufgehen lassen, noch einmal durchkneten, Wecken formen, noch einmal aufgehen lassen und backen. Das fertig gebackene Brot mit geschmolzenem Fett oder Öl bepinseln und kurz überbacken.

Das ganze Brot aus den angegebenen Zutaten enthält

39,5 g	Eiweiß	103,0 mg	Kalzium
22,4 mmol	Kalium	701,0 mg	Phosphor
–	Natrium	1.778	Kalorien

Schrotbrot

Zutaten:

500 g Weizenschrotmehl
10 g Germ
2 Eßl. Milch
20 g Weizenmehl
Anis
Kümmel

Zubereitung:
Wie vorstehendes Rezept.

Das gesamte Brot aus den angegebenen Zutaten enthält

58,5 g	Eiweiß	203,0 mg	Kalzium
36,0 mmol	Kalium	1.986,0 mg	Phosphor
0,4 mmol	Natrium	1.683	Kalorien

Kümmelstangerln

Zutaten:

250 g Weizenmehl
70 g Kochfett
10 g Germ
1 Eidotter
Kümmel

Zubereitung:
Germ in 2 Eßl. lauwarmem Wasser auflösen, mit den übrigen Zutaten und noch etwas Wasser zu einem festen Teig kneten. Den Teig etwas gehen lassen, 1 cm dick ausrollen, in Quadrate schneiden und von einer Ecke ausgehend locker einrollen. Die Stangerln auf das befettete Backblech geben, mit geschmolzener Butter dünn bepinseln, mit Kümmel bestreuen und hell backen.

Der gesamte Gebäck aus den angegebenen Zutaten enthält

28,0 g	Eiweiß	63,0 mg	Kalzium
7,4 mmol	Kalium	418,0 mg	Phosphor
0,4 mmol	Natrium	1.452	Kalorien

Weißbrot

Zutaten:

400 g Weizenmehl
10 g Germ
2 Eßl. Milch
20 g Weizenmehl
20 g Zucker
20 g Kochfett
Anis

Zubereitung:
Aus Germ, lauwarmer Milch und Weizenmehl ein Dampfl bereiten. Die aufgegangene Masse mit den übrigen Zutaten und eventuell etwas Wasser zu einem festen Teig verkneten, den Teig aufgehen lassen, noch einmal durchkneten, Wecken formen, noch einmal aufgehen lassen und backen. Das fertig gebackene Brot dünn mit geschmolzenem Kochfett bepinseln und kurz überbacken.

Das gesamte Brot aus den angegebenen Zutaten enthält

45,0 g	Eiweiß	67,0 mg	Kalzium
13,4 mmol	Kalium	546,0 mg	Phosphor
0,5 mmol	Natrium	1.688	Kalorien

Kartoffelbrot

Zutaten:

400 g Weizenmehl
15 g Germ
2 Eßl. Milch
20 g Weizenmehl
20 g Zucker
20 g Kochfett
200 g Kartoffeln
1 Eidotter

Zubereitung:
Die Kartoffeln mit der Schale im Backrohr backen und durchs Sieb drücken. Das aufgegangene Dampfl mit den übrigen Zutaten vermengen und zu einem festen Teig verkneten. Weitere Zubereitung siehe vorstehendes Rezept.

Das gesamte Brot aus den angegebenen Zutaten enthält

51,8 g	Eiweiß	120,0 mg	Kalzium
38,7 mmol	Kalium	739,0 mg	Phosphor
0,8 mmol	Natrium	1.892	Kalorien

Eiweißarmes Brot (Maizenabrot)

Zutaten:

500 g Maizena
50 g Dextropur
5 g Salz
5 g Backpulver
Kümmel
750 g Wasser
20 g Nestargel (aus der Apotheke)
15 g Germ

Zubereitung:
Die Germ in der ganzen Menge lauwarmem Wasser auflösen und 5 Minuten stehen lassen. Maizena, Dextropur, Backpulver, Salz, Kümmel vermengen, mit der Wasser-Germ-Mischung verrühren, Nestargel einrühren und so lange rühren, bis die Brotmasse dickflüssig wird. In eine befettete Kastenform füllen und mittelheiß backen.

Eiweißarme Mayonnaise

Zutaten:

1 Ei
500 g Maiskeimöl
Zitronensaft oder Essig
Wasser

Zubereitung:
Das ganze Ei in den Mixbecher geben, auf der kleinsten Stufe rühren, das Öl mit dem Löffel nach und nach eintropfen. Wird die Mayonnaise zu dick, muß man sie wieder mit Zitronensaft und Wasser oder mit Essigwasser verdünnen, dann erneut Öl einlaufen lassen.

VERZEICHNIS DER REZEPTE

Seite

SUPPEN, SUPPENEINLAGEN
Biskuitschöberl ... 142
Grießnockerln ... 142
Käsecrouton ... 96
Klare Suppe mit Spargel ... 84
Suppe mit Eistich ... 135
Suppe mit Leberreis ... 134
Zwiebelsuppe mit Käsecrouton ... 89

KLEINE SPEISEN
Brötchen mit Eigervais ... 118
Eiaufstrich I ... 76
Eiaufstrich II ... 128
Eierbrötchen I ... 99
Eierbrötchen II ... 115
Eisalat I ... 107
Eisalat II ... 130
Eiweißarme Mayonnaise ... 147
Gefülltes Ei ... 81
Gemüsebrötchen ... 115
Gurkenbrötchen ... 112
Käsestangerln ... 109
Knoblauchbrot ... 113
Kümmelstangerln ... 146
Markbrot ... 117
Schinkenaufstrich ... 129
Schinkenkäse ... 73
Topfen-Eiaufstrich ... 102

BROT
Eiweißarmes Brot ... 147
Kartoffelbrot ... 147
Schrotbrot ... 146
Schwarzbrot ... 145
Weißbrot ... 146

GESALZENE HAUPTSPEISEN
Bauernomelette ... 118
Blätterteigpastetchen ... 122
Blätterteigpastetchen mit Eier-Champignonsoß ... 80
Eiomlette mit Champignons ... 83
Fleisch-Gemüseaspik ... 120
Fleischnudeln, gebacken ... 95
Fleischpudding ... 128
Gebackene Strauben ... 104
Gebackener Schweinslungenbraten ... 76
Gebratene Hühnerleber ... 136
Gebratener Eierreis ... 74
Gebratener Eierreis mit Schinken ... 127
Gedünstete Grießnocken ... 91
Gefüllte Paprika ... 117
Gemüsestrudel I ... 123
Gemüsestrudel II ... 135

Seite

Gemüsetascherln ... 92
Geschnetzeltes ... 126
Gorgonzolanudeln I ... 97
Gorgonzolanudeln II ... 140
Hühner-Gemüsereis ... 77
Hühnerragout ... 102
Italienischer Salat ... 106
Karfiolauflauf I ... 101
Karfiolauflauf II ... 125
Karpfen in Kräutersoß ... 99
Kartoffelknödel I ... 142
Kartoffelknödel II ... 142
Kartoffelnudeln ... 86
Kartoffelnudeln mit Bröseln ... 131
Kartoffelpudding ... 79
Kartoffelpuffer ... 87
Käsekartoffeln ... 85
Käseomelette ... 132
Käsepudding ... 138
Krabbensalat ... 102
Krautfleckerln ... 90
Krautfleisch ... 92
Majoranrindschnitzel ... 141
Minutengulyas ... 75
Paprikahuhn ... 81
Pochiertes Ei ... 105
Polentaschnitte mit Ei ... 112
Prinzeßkartoffeln ... 93
Putenragout ... 130
Reisfleisch ... 100
Schinkenhörncheneintopf ... 104
Schweinsfilet ... 131
Speckkartoffeln ... 89
Tiroler Gröstl ... 110
Topfennudeln I ... 107
Topfennudeln II ... 120
Überbackene Hörnchen ... 113
Überbackener Lauch ... 109

WURSTWAREN
Bratwurst ... 144
Fleischkäse ... 144
Leberkäse ... 145
Leberwurst ... 144

SÜSSE HAUPTSPEISEN
Apfelstrudel ... 117
Biskuit ... 143
Biskuitomelette ... 134
Brandteig ... 143
Germteig ... 143
Gerührter Kuchen ... 143
Heidelbeerstrudel ... 86
Kaiserschmarren I ... 73

	Seite
Kaiserschmarren II	136
Milchnudeln	96
Mürbteig	143
Palatschinken I	84
Palatschinken II	94
Reisauflauf	139
Semmelschmarren I	99
Semmelschmarren II	127
Topfenknödel	129
Topfennudelauflauf	85
GEMÜSE, BEILAGEN, SALATE	
Bechamelkarotten	88
Broccoligemüse	89
Champignonsoß	78
Chinakohlsalat	107
Chinakohlsalat mit Speck	94
Currysoß	106
Fisolengemüse	112
Fisolensalat	122
Gedünstetes Weißkraut	115
Gratinierte Broccoli	133
Gurkengemüse	114
Gurkensalat	122
Karotten-Apfelrohkost	97
Karottensalat	101
Kartoffelrösti	115
Krautsalat	110
Marinierte Kohlrüben	108
Marinierte Paprika	108
Oberskren	120
Paprikagemüse	120
Salat mit Gorgonzola	87
Spargelsalat	8[illegible]
Zwiebelsoß	104
NACHSPEISEN	
Apfelgrütze	105
Apfelmus	112
Blätterteigkipfel mit Topfen	139
Fitnessbecher	90
Flambierte Apfelscheiben	120
Flambierte Banane	79
Orangensalat	123
Pudding mit Ei	137
Topfen-Marmeladekipferl	75
Topfencreme mit Früchten	140
Weinchadeau	77

BANKL, Hans, JESSERER, Hans, **Die Krankheiten Ludwig van Beethovens.** Pathographie seines Lebens und Pathologie seiner Leiden. 140 Seiten, 57 meist farbige Abb.
Ln. geb. öS 780,— DM 118,—

BANKL, Hans, **Woran sie wirklich starben.** Krankheiten und Tod historischer Persönlichkeiten. 265 Seiten, 45 Abb.
Geb. öS 398,— DM 58,—

BANKL, Hans, **Viele Wege führten in die Ewigkeit.** Schicksal und Ende außergewöhlicher Menschen. 300 Seiten, 53 Abb.
Geb. öS 480,— DM 68,—

BAROLIN, **Unser Gesundheitssystem auf dem Prüfstand.** 276 S., 3 vierfarb. Abb., 4 s/w Abb., brosch. öS 390,— DM 56,—

DROBIL, Rudolf, **„Schluckimpfung" gegen Krebs.** 74 Seiten.
Kart. öS 150,— DM 19,80

EDER, Manfred, TILSCHER, Hans, **Du und Deine Wirbelsäule. Was Dir fehlt. Was Dir schadet. Was Dir hilft.** 144 Seiten, 34 Abbildungen.
Kart. öS 198,— DM 28,80

HOLUB, Karl, **Ratgeber für Ihre Gesundheit.** 184 Seiten.
Kart. öS 198,— DM 28,80

HOLUB, Karl, **Krebs. Vorbeugung – Erkennung – Behandlung.** 92 Seiten.
Kart. öS 150,— DM 21,50

HOLUB, Karl, **Krebsrisiken.** Erkennung und Vorsorge. 1989. 118 Seiten
Kart. öS 290,— DM 42,—

KÖNIG, Georg, WANCURA, Ingrid, KNOLL, Gunthild, **100 Jahre in Gesundheit leben.** Atemtherapie, Selbstmassage und körperliche Bewegung nach altchinesischer Tradition – eine Anleitung mit Bildern. 121 Seiten, 70 zweifarbige Abb.
Kart. öS 198,— DM 29,—

KUNZE, Ingrid, **Ismakogie – der Weg zur Gesundheit, natürlichen Schönheit und Harmonie.** 235 Seiten, 223 Abb.
Kart. öS 298,— DM 43,—

WILHELM MAUDRICH VERLAG, WIEN–MÜNCHEN–BERN